高海拔地区健康儿童心肺系统的代偿性发育：中国的观察

主　编：李　稼

编　者：李　稼　齐海英　谢思远　徐素雅

U0218990

中国协和医科大学出版社

图书在版编目（CIP）数据

高海拔地区健康儿童心肺系统的代偿性发育：中国的观察／
李稼主编 . —北京：中国协和医科大学出版社，2018.6
ISBN 978 - 7 - 5679 - 1031 - 7

Ⅰ.①高… Ⅱ.①李… Ⅲ.①高原 - 儿童 - 心脏 - 生长发
育 - 中国 ②高原 - 儿童 - 肺 - 生长发育 - 中国 Ⅳ.①R322

中国版本图书馆 CIP 数据核字（2018）第 031993 号

高海拔地区健康儿童心肺系统的代偿性发育：中国的观察

主 　编：李　稼
责任编辑：向　前　邓明俊

出版发行：**中国协和医科大学出版社**
　　　　　（北京东单三条九号　邮编 100730　电话 65260431）
网　　址：www. pumcp. com
经　　销：新华书店总店北京发行所
印　　刷：中煤（北京）印务有限公司

开　　本：787×1092　1/32 开
印　　张：3.625
字　　数：60 千字
版　　次：2018 年 6 月第 1 版
印　　次：2018 年 6 月第 1 次印刷
定　　价：42.00 元

ISBN 978 - 7 - 5679 - 1031 - 7

序

吴天一　院士

　　中国是一个博大多山的国家，尤其著名的是青藏高原，是世界最大也是最高的山脉，被称作"世界屋脊"。有关高原的健康问题尤其重要，因为有超过一千两百万的高原居民，其中四分之一是儿童。

　　婴幼儿通常不居住在高原地区，但青藏高原是一个例外。例如，青藏铁路从西宁（2261米）通往拉萨（3658米），总长1965公里。其中，昆仑山脉至唐古拉山口路段海拔高4000米。这样，每年有多于100万名儿童跟随他们的父母乘火车到达高原居住。当然这并不是高原居民仅有的健康问题，但这对于移居的平原居民来说是很大的挑战。

　　在最近的30年间，中国的高原研究有了很大进展。其中高原医学对于高原儿童的研究尤其显著。

　　这本书讲述了四部分，包括高原医学、生理学和生物学等方面的研究进展。

　　一、人类对高原缺氧的代偿：概括地描述了所知的人类如何适应高原环境。以往的研究说明藏族人是最古老的高原居民，有很好的适应性，而汉族人是新近移居的民族，不能良好地适应高原缺氧环境。

二、秘鲁科学家的贡献：秘鲁研究者对高原引起的慢性缺氧性肺动脉高压病理机制的研究，特别在从婴儿到幼儿到成人缺氧性肺循环领域的研究。我很珍惜与已逝的朋友 Carlos Monge Cacinelli 和 Emilio Marticorena 教授共同工作的回忆，并且仍与 Dante Penaloza 医生保持着密切联系。

有证据显示，高原心脏病（亚急性高山病）在西藏有很高的发生率，大多数患此病的婴幼儿是汉族人，缺氧性肺动脉压升高甚至死亡。然而，藏族儿童通常不患病。对这一现象的一种解释是藏族儿童较汉族儿童有非同一般的低的缺氧性肺血管收缩的表现，这一特征持续到青年至成年。所以，汉族婴儿在 2 岁之前应避免暴露在高原缺氧环境中，以免引起缺氧性肺动脉高压。这样看来青藏高原的高原性心脏病属于公共健康问题。

三、中国的研究 -1：藏族人对缺氧具有特色的代偿。以往的研究观察到平原汉族居民通过不同的途径适应高原环境。例如，处于缺氧环境中的汉族居民出生体重低，这与出生婴儿的死亡率升高息息相关。然而，藏族的新生儿体重明显高于汉族。低出生体重源于宫内生长受限而非孕期缩短，藏族血统比较汉族血统更能保护高原胎儿生长。藏族人和安第斯高原居民有两种不同的方式适应高原缺氧。

四、中国的研究 –2：生活在青藏高原地区儿童对缺氧的代偿机制。对高原生长发育的研究是研究高原代偿很重要的一部分，可以为高原居民的生理病理表现和高山病提供重要信息。而高原藏汉儿童的发育均受很多因素的影响。

很多最近的研究进展表明高原代偿在基因学上的表现。对慢性缺氧的适应在高原当地的儿童和成人身上已经表现出不同，这说明藏族居民经过世世代代的自然选择。在本书中，对这种观点提及了多次，特别是高原儿童基因机制的重要性。高原儿童的基因经过世代的代偿性选择已经很好地适应了高原环境。

高原医学和生理学如今越来越成为研究热点，但是，还没有可以用于高原婴幼儿的数据。这本书的作者致力于青藏高原研究高原婴幼儿的发育中代偿变化，她们均为这一领域的专家，书中提及的新知识为高原医学的发展做出贡献。此书并不仅仅供儿科医生阅读，而且值得所有高原医学工作者浏览。这本书包含了高原儿童的几方面特征，但远不是高原儿科医学的所有方面。最后，我希望这本书可以激发大家对青藏高原儿科医学的兴趣。

吴天一，男，塔吉克族，原名依斯玛义·赛里木江，1935年6月25日出生于新疆维吾尔自治区伊犁地区，原籍新疆维吾尔自治区塔什库尔干，中国工程院院士、环境医学（高原医学）专家。1956年毕业于中国医科大学。曾任研究员、中国科学技术协会第五届全国委员。现任青海高原医学研究院研究员，卫生部高原病研究重点实验室主任，科技部高原医学研究国际重点实验室主任。荣获国家科技进步奖特等奖、国际高山医学奖、全国抗震救灾模范等称号。

前　言

大约 10 年前的一个星期日，我开始了对高原科研的兴趣。那时我在多伦多。

话说 20 年前，我在英国帝国理工大学读博士，论文题目是有关小儿心脏术后氧消耗量和氧供给量之间的平衡。从此以后，氧气就成了我几乎唯一的关注点，由此而发展了多个研究领域。高原缺氧所引起的病理生理改变是其中之一。

那个星期日，阳光洒在沙发上，我开始阅读有关高原缺氧的代偿性改变的文章，我完全着迷了，像在读一本精彩的小说。对同样的缺氧环境，世界不同地区的居民竟然有如此大的代偿性差异，比如，藏族是世界上在高原居住最久的民族，他们有最大的肺，血红蛋白浓度跟平原差不多，而秘鲁的安第斯人却不是这样，他们血红蛋白浓度很高，致使所有的安第斯老年人都会患有慢性高山病。最让我感动的是秘鲁一个团队的科学家们对高原医学的杰出贡献。于 20 世纪 50 年代，他们首次把高原缺氧与肺动脉高压联系起来，之后的几十年来，他们不懈地努力，深入系统地研究了高原氧运输系统的代偿性改变。这组科学家是所有研究者的典范。

在小儿心脏界，美国丹佛和盐湖城的心脏中心地处最高海拔（分别是 1600 米和 1300 米）。业内人士普遍想当然地认为那两个中心的单心室的病人术后效果不好，因为这组病人肺动脉压力的高低是影响他们愈后的决定因素。有意思的是，从低海拔的中心发表的文章支持这一说法，而从丹佛和盐湖城发表的文章说他们的病人的愈后与低海拔相似。我于 2009 年从多伦多病童医院调到埃德蒙顿儿童医院，地处海拔 600 米，多伦多海拔 70 米，又因我跟丹佛心脏中心的医生们有密切的关系，我突发奇想，为什么不比较一下 3 个中心呢？埃德蒙顿海拔介于二者中间，我不会有偏差。于是，我让我在多伦多大学学习的儿子周稚在暑假收集了 3 个中心的单心室病人的术前和术后的心导管检查的血流动力学数据和术后的愈后。和预想不同的是。3 个中心的患儿的肺动脉压力没有显著性差别，反倒是丹佛中心的死亡率低。其实，丹佛和盐湖城的海拔远没达到高原医学定义的 2500 米。看来，那时包括我在内，小儿心脏界的同行们对高原医学的认识仍显粗浅。

2013 年我回国到首都儿科研究所工作，一个偶然，或者说必然的机会，我开始与青海妇女儿童医院的医生们长期愉快地合作，开展了一系列高原病理生理研究，努力像秘鲁那组科学家们那样。其中的齐海英医生我常称为最美丽心灵的人，与她的合作最为多产。本书的最后一章就是与她合作的结果。

与秘鲁的高原研究相比，中国的研究尚不够系统和深入，我愿为此付出努力，这本书只是我们高原研究的最初结果，希望未来有更多的成果。

李　稼

2018 年 4 月于北京

目　　录

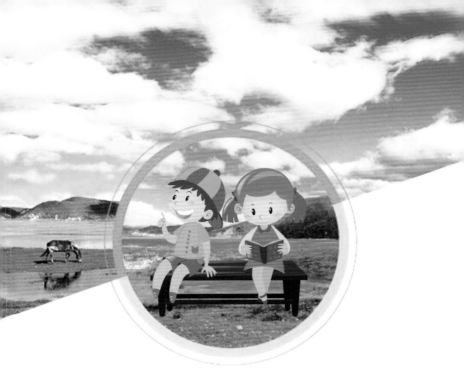

第一章
人类对高原缺氧的
代偿：概观

一、高原和缺氧

人类在离开非洲后的十万年里，已经占据了各自的栖息地[1]。随着人类迁徙往全球各地，他们遇到了许多具有独特生态条件的生存环境。移居者们适应特定环境的方法不仅表现在文化习俗上而且也表现在生物进化上。高原就是人类所面对的新环境之一。高海拔地区即指海拔 2500 米以上的地区。高海拔环境中的很多困难包括氧分压的降低，太阳辐射的增加，昼夜温差增大，干旱的气候以及贫瘠的土壤等。高海拔极端的环境条件挑战着人类生存和繁殖的能力，即代偿性改变。行为或文化改变缓冲了这里面的许多因素。然而，气压低引起的环境低氧分压（通常被称为高原缺氧），这一点不能被文化缓冲所克服。生理代偿和（或）遗传代偿是居住在高海拔地区人群克服这种环境压力所必需的。普遍认为，人类的氧运输系统适应于海平面地区，在这里氧气通常是丰富或称"正常"的[2]。同时，应该指出的是，在 1.5 亿～2.5 亿年前早期陆地脊椎动物进化的时候，有一段时间全球缺氧，氧浓度为 16%[3]。从那以后，海平面的氧气浓度持续上升到 21%，与现在的水平类似，这个氧气水平最高可以测到海拔 11 万米。

大气压力与海拔高度是呈反比的，海拔高度每增加 100

米，大气压力就下降 1%～1.5%，从而导致氧分压的下降，因此呼吸的空气中氧气分子减少（图 1-1）[4]。例如，在海拔2500 米地区，每次吸入肺部空气里的氧分子只有在海平面的人的 70%，在 4000 米高度为 60%，在海拔 7600 米以上，缺氧更严重，甚至可以致死[5]。

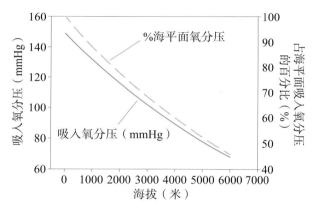

图 1-1　环境的氧分压水平随着海拔增高而降低（蓝色实线表示通过当地氧分压水平，橘红色虚线表示其占海平面的百分比），这种现象称为高原缺氧。所有海拔高度的大气氧含量约 21%[6]

　　吸入气体中氧气含量减少可导致弥散入血的氧气减少，进而更少的氧进入细胞进行线粒体内氧耗供能的新陈代谢活动。人类没有储存氧气的能力，因为它对其他分子有快速的破坏性作用。对于居住在海平面和各个海拔高度上的人，线粒体中的氧浓度几乎都为零[7]。这种情况被描述为"原始"，因为尽管大气中的氧气含量大幅波动[8, 3]，但它一直变化不大；也被描述为"保护"，因为这屏蔽了氧与其他分子潜在的破坏性反应[9]。因此，人类存活要求对线粒体和1000多种不同的细胞和组织需氧的酶促反应无间断地提供氧气[10]。图1-2描述了人体在海平面和海拔4540米氧气运输的过程中，从吸入空气中的氧气至肺泡、动脉、毛细血管、再迅速扩散进入线粒体及静脉的氧分压。海拔4540米以上的氧气压力要低得多，因此，不同阶段氧运输的压力差较小，扩散速率较低。氧含量极低时，线粒体维持产生能量的过程有一个潜在的代偿，图1-2表明了代偿的几个阶段。

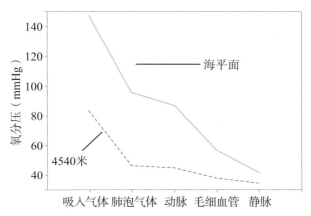

图1-2　海平面（红色实线）和海拔4540米（蓝色虚线）地区的人体氧气运输过程阐明了在各个阶段的氧分压水平[6, 11]

当人从海平面到海拔 2500 米以上地区时，会出现高山病，症状有疲劳、头晕、呼吸困难、头痛、失眠等严重的缺氧综合征[12-14]。这种疾病可发展成脑水肿和肺水肿等，危及生命，经常导致死亡[15, 16]。事实上，缺氧是登山者死亡的主要原因[17, 18]。

二、人类对高原缺氧的代偿

值得注意的是，全世界有 1.4 亿人生活在海拔 2500 米以上的地区，其中 7800 万人在亚洲的喜马拉雅山脉（西藏 170 万），1300 万人在埃塞俄比亚的高原，3500 万人在南美洲安第斯山脉，另外，科罗拉多落基山脉有 30 万人[5]。这些高原人几千年甚至几万年来世代生活在高海拔地区并且繁衍后代[19]。高原代偿是人类进化的一个实例，高原人获得了在极高海拔生存的独特能力，他们的氧运输系统必须调整适应环境缺氧以维持组织的供氧水平。氧运输被定义为氧气的消耗和供给之间的关系。对于世代在高海拔居住的人，不同高原地区的人代偿的模式也不同。高原代偿性研究主要是在安第斯人和藏族人（包含在西藏的汉族人）之间进行，最近在埃塞俄比亚的研究也已经开始。研究发现高原人有相对他们年龄、性别、体重的正常基础代谢率（即与平原人相近）[20-22]，这意味着他们的功能适应不需要增加基础氧耗量。他们也有相应体能训练水平的最大氧消耗量[23-25]。例如，对 17 个藏族人和安第斯人的比较分析发现，他们的最大氧消耗量分别为 46 和 47 毫升/千克/分钟，与在海平面上未经训练的人类似，比低海拔移至同一高度的人群高 10%～20%[25]。另一方面，高原人从最小到最大氧供给量的范围与低海拔的标准范围一致。从他们的祖先对海拔的严重反应到现在的适应，这是一个功能性代偿的变化。换句话说，尽管高海拔地区空气和肺部的氧气压力较低，他们在高海拔地区活动时的需氧范围跟那些在低海拔地区生活的人是相似的。与普通的低海拔地区人相比，这些人已经经历了广泛的生理和遗传变化，特别是在血液、呼吸和循环的氧气运输系统[26, 27]。这种特殊的适应是公认的自然选择中最好的例子之一[28]。

人类适应高原低氧的科学研究始于 1890 年，Francois Viault 发表了对南美高原居民血液红细胞增多的研究。Viault 通过计数他自己在去秘鲁莫罗科查（海拔 4540 米）之前以及他在莫罗科查适应了 15 天和 23 天时的红细胞，发现他每毫升血液的红细胞计数从海平面的 500 万上升到 800 万，他还将自己与 2 位当地居民进行了比较。在 20 世纪 50 年代，一个秘鲁研究团队提出了关于高原地区居民缺氧性肺动脉高压发病机制的新概念，可称为高海拔代偿性研究的"第一次浪潮"。一直到 70 年代，人类对高海拔适应研究的"第一次浪潮"几乎所有都是发生于南美的安第斯山脉。开始于 20

世纪 70 年代和 80 年代初的"第二次浪潮"研究中，研究人员质疑是否所有的高原居民都有安第斯式反应，并且开始研究青藏高原的喜马拉雅山脉的居民。研究发现，"安第斯人"的高原代偿模式不能推广到青藏高原居民，这个结果改变了人们对人类适应高原缺氧的最初认识。安第斯人和青藏高原人的比较显示了与代偿大气低压缺氧相关性状的差异。2002年的几个代表性研究中发现[29-31]，埃塞俄比亚模式与其他2 个高原地区的居民又有不同。由此可见，对于同样的大气压力的减低，不同的高原居民代偿的生理反应有很大不同。具体的生物学机制研究表明，安第斯人、西藏人和埃塞俄比亚人对高原的代偿确实是达尔文进化论的实例，高海拔不同地区的自然选择，其过程各不相同[32, 33]。相对于低海拔人群，这 3 个高原地区的居民彼此均具有独特的生理特性[34]。

三、3 个高原人群的不同代偿模式

1. 安第斯人

安第斯山脉是一个沿南美西海岸的连续高地（图 1-3）。它是世界上最长的内陆山脉（7000 公里），也是世界上除亚洲以外最高的山脉，平均高度约 4000 米。安第斯山脉的当地人已经在高原生活了 1 万年左右[35]。与 Viault 的结果一致，他们的血红蛋白浓度及其携带氧的能力较强，从而使每个红细胞携带更多的氧气，此为他们适应缺氧环境的主要机制。男性血红蛋白浓度为 19.2mg/dl，女性为 17.8mg/dl[36]。安第斯人的血红蛋白浓度和红细胞压积随着海拔高度的增加逐步增高[37]，动脉血氧饱和度则与之相反，为 86%～90%[38, 39]。显著

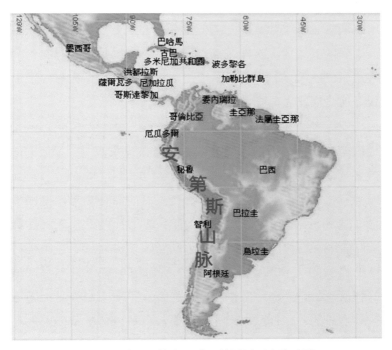

图 1-3　南美安第斯山脉及其周围国家的地图

增高的血红蛋白浓度和相对较低的动脉血氧饱和度的结果是他们的动脉血氧含量实际上比居住在海平面的人参考值高了大约 16%。这种代偿模式与平原居民到高原的代偿方式基本相同，所以他们被称为代偿了的平原人。但这并不是一个完美的解决方案。高血红蛋白使他们有患慢性高山病的风险，其特点是低氧血症、红细胞计数增加过多以及肺动脉高压。所有的安第斯老年人都患有这种综合征[40]。然而，患有慢性高山病的安第斯人在海平面地区居住一段时间后，这种疾病的所有症状和体征即会消失[41]。这表明，安第斯人可能没有很好地适应缺氧环境。

安第斯人的呼吸速率和居住在海平面的人相同，但是他们能够比海平面的人更有效地为身体提供氧气[42]。他们的残气量增大，从而扩大了肺泡面积。虽然身体的生长延迟，但肺容量的增长加速[6]。相比藏族人，他们有相对较低的静息通气和低氧通气反应，呼出的一氧化氮更少，低氧性肺动脉收缩更强[43-45]。缺氧时肺小动脉收缩，通气不良肺部区域的血管阻力和肺动脉压增加，从而增加氧含量丰富区域的肺血流量[46]。这种慢性缺氧反应在安第斯人身上是无限期持续下去的，但西藏人不是这样[47]。由秘鲁科学家研究的高原相关性肺动脉高压是高原医学最重要的贡献（见第二章详细介绍）。

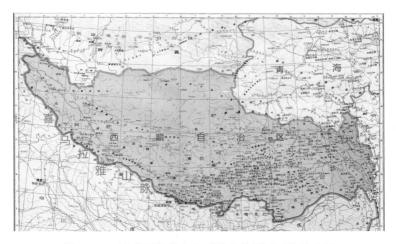

图 1-4　亚洲喜马拉雅山和西藏及其周围国家的地图

2. 藏族人

中国的西藏自治区东南面被喜马拉雅环绕，东北面被昆仑山和阿尔金山环绕（图 1-4）。青藏高原平均海拔为 4900 米，面积超过 250 万平方公里。它是世界上最高最大的高原，被称为"世界屋脊"。有人认为藏族人作为世界上最古老的高原祖先，已经生活了大约 3 万年[48, 49]。也有人认为，藏族人从汉族分裂出来还不到 3000 年，自那时起，他们迅速发展了一种独特的能力，在高海拔低氧环境中繁衍生息[50, 51]，提示藏族人对高原的代偿是科学记录上最快的人类进化。真相可能介于这两者之间，即不同的群体在不同时期移居到西藏[52]。

早在 20 世纪初，喜马拉雅登山时代开始的时候，科学家们就开始注意到藏族人非凡的体能表现和对慢性高山病的抵抗性。甚至当他们爬上最高的珠穆朗玛峰时，他们相比平原人有同样的氧消耗量、更大的通气量、更轻的低氧通气反应以及稳定的体重增长和更好的睡眠质量[53]。不同于安第斯人，藏族人血红蛋白浓度跟居住在海平面的人一致，除非达到非常高的高度，动脉氧含量才低于海平面参考值约 10%[33]。藏族人这种有利的代偿反应主要是由于他们的呼吸系统能够抵御血液中的低血氧含量。藏族人一生中有更大的肺容积，使得每次呼吸吸入的空气更多，呼吸速率更快，他们比海平面的人群或者安第斯人吸入的空气更多[41]。他们的肺、血浆和红细胞中有明显高水平的氮氧化物含量[54, 55]，这可能有助于血管舒张以加强血液循环，这也可能是他们相对于安第斯人和埃塞俄比亚人有较低的肺血管阻力的原因（见第三章详细说明）。

3. 埃塞俄比亚人

埃塞俄比亚高原是非洲大陆最大的高原连续区域（图 1-5），一小部分区域低于 1500 米，最高达 4550 米的高度，被称为"非洲屋脊"[58]。埃塞俄比亚的历史可以追溯到数百万年前，被誉为"人类的摇篮"。对埃塞俄比亚代偿模式的研究不过 20 年的时间。作为世界第 3 个高原实验地，埃塞

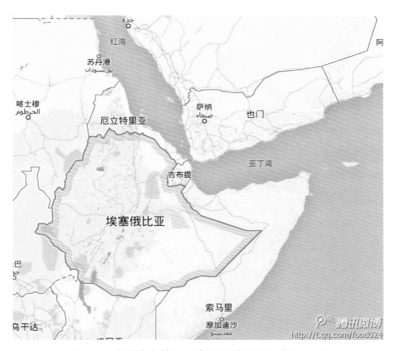

图 1-5　非洲埃塞俄比亚高原及其周围国家的地图

俄比亚人呈现出人类第 3 个成功的适应高原低氧的模式。与安第斯经典模式和西藏模式做比较，埃塞俄比亚人的平均血红蛋白浓度跟藏族人类似，男性为 15.9g/dl，女性为 15g/dl（图 1-6）；平均血氧饱和度为 95%，这与安第斯人类似，但高于藏族人（图 1-7）。这就好像埃塞俄比亚人并不生活在高原一样[29]。当他们运动时，他们的血流量会迅速增加，所以他们可能有更大的心输出量，但这点尚未证实。埃塞俄比亚人必须有独特的氧运输的代偿模式，才能在高原缺氧时不会刺激血红细胞的产生和血红蛋白浓度增加。但迄今为止，实现高氧饱和度的机制还是未知[59]。在海拔3700米时，埃塞俄比亚人的平均肺动脉收缩压为27.9 ± 8.4（SD）mmHg，那些在低海拔生活的群体为21.9 ± 4（SD）mmHg，在美国低海拔的参考样本为16.5 ± 3.6（SD）mmHg，但海拔对埃塞俄比亚人的肺血流或血管阻力的影响没有使其患有慢性高山病的症状，这可能表明，他们能更好地适应这种环境。综上所述，安第斯人可被看作是代偿较好的平原居民，而埃塞俄比亚人是代偿较好的高原居民[60, 29]。

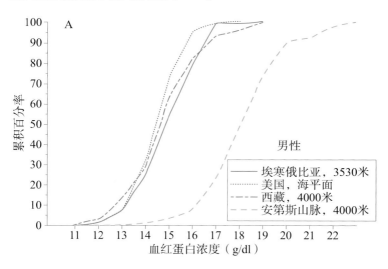

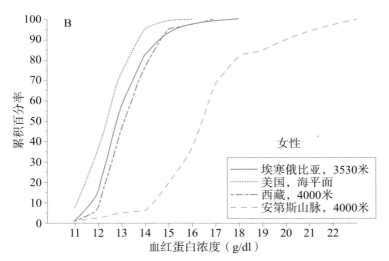

图1-6　A和B分别表示美国海平面、埃塞俄比亚、青藏高原以及安第斯的男性和女性的血红蛋白浓度分布。美国海平面、埃塞俄比亚、青藏高原的男性血红蛋白浓度是一致的，均比安第斯男性高。图中显示埃塞俄比亚高原、美国海平面、西藏和安第斯高原男性的血红蛋白累积频率[29]

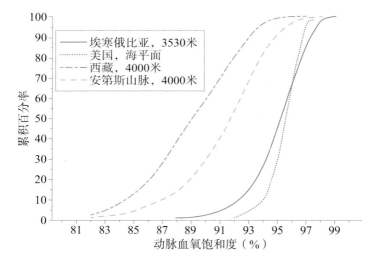

图1-7　美国海平面、埃塞俄比亚、青藏高原以及安第斯的氧饱和度分布。
美国海平面居民和埃塞俄比亚高原人的血氧饱和度一致，比青藏高原和安
第斯土著居民高。图中显示埃塞俄比亚高原、美国海平面、西藏和安第斯
高原人群血氧饱和度的累积频率 [29]

4. 科罗拉多州落基山脉的欧裔居民

最后，对科罗拉多州落基山地区第 2 代欧裔居民的研究
大体上证实了"安第斯模式"。研究显示，当地儿童与青少
年肺动脉压的增幅比安第斯人更大 [60-62]，而成人的肺动脉压
增幅则差不多 [64-68]。这些数据表明，终身居住在高原地区的
安第斯人和欧洲人有类似的肺动脉压升高，这些安第斯人经

过了上千年的自然选择，而这是欧洲人所没有的，所以没有经过自然选择的人群在青春期有更大的血流动力学反应。

四、总结

总之，3个高原地区人群的自然实验得到了3种不同的生物学结果。人类能够在严重的缺氧环境中生存，我们可以借鉴并应用于临床。这就提出了有关代偿机制的问题，也提出了进化过程产生生物多样性的假设。3种生物代偿模式的机制及生化和生理代偿过程的研究结果正在进一步积累。更深入地了解氧稳态过程又引出与其他环境因素的交叉适应问题。有关人群差异最终机制的特殊性及进化和微观进化历史也正在呈现。解决这个假设需要解决各个人群的遗传特征，因为通过自然选择的进化需要可遗传的基因变异。但是，这已经超出了本书的范围。

五、参考文献

1. Trinkaus E. Early modern humans[J]. Annu Rev Anthropol, 2005, 34: 207-230.

2. Moore LG, Regensteine JG. Adaptation to high altitude[J]. Annu Rev Anthropol, 1983, 12: 285-304.

3. Huey RB, Ward PD. Hypoxia, global warming, and terrestrial late Permian extinctions[J]. Science, 2005, 308: 398-401.

4. Frisancho AR. Functional adaptation to high altitude hypoxia[J]. Science, 1975, 187: 313-319.

5. Hornbein T, Schoene R. High Altitude: An Exploration of Human Adaptation[M]. New York: Marcel Dekker, Lung Biology in Health and Disease, 2001, 161: 842-874.

6. Beall CM. Two routes to functional adaptation: Tibetan and Andean high-altitude natives[J]. Proc Natl Acad Sci USA, 2007, 104(1): 8655-8660.

7. Hochachka PW, Rupert JL. Fine tuning the HIF-1 'global' O_2 sensor for hypobaric hypoxia in Andean high-altitude natives[J]. Bio Essays, 2003, 25: 515-519.

8. Bekker A, Holland HD, Wang PL, *et al*. Dating the rise of atmospheric oxygen[J]. Nature, 2004, 427: 117-120.

9. Massabuau JC. Primitive, and protective, our cellular oxygenation status?[J] Mech Ageing Dev, 2003, 124: 857-863.

10. Raymond J, Segre D. The effect of oxygen on biochemical networks and the evolution of complex life[J]. Science, 2006, 311: 1764-1767.

11. Hurtado A. In handbook of physiology section 4: Adaptation to the environment, 1964; 843-859.

12. Penaloza D. Arias-Stella J. The heart and pulmonary circulation

at high altitudes: healthy highlanders and chronic mountain sickness[J]. Circulation, 2007, 115(9): 1132-1146.

13. León-Velarde F, Villafuerte FC, Richalet JP. Chronic mountain sickness and the heart[J]. Prog Cardiovasc Dis, 2010, 52(6): 540-549.

14. Wheatley K, Creed M, Mellor A. Haematological changes at altitude[J]. J R Army Med Corp, 2011, 157(1): 38-42.

15. Paralikar SJ. High altitude pulmonary edema-clinical features, pathophysiology, prevention and treatment[J]. Indian J Occup Environ Med, 2012, 16(2): 59-62.

16. Eide RP, Asplund CA. Altitude illness: update on prevention and treatment[J]. Curr Sports Med Rep, 2012, 11(3): 124-130.

17. Huey RB, Eguskitza X, Dillon M. Mountaineering in thin air. Patterns of death and of weather at high altitude[J]. Adv Exp Med Biol, 2001, 502: 225-336.

18. Firth PG, Zheng H, Windsor JS, *et al*. Mortality on Mount Everest.1921-2006: descriptive study[J]. Br Med J, 2008, 337: a2654.

19. Moore LG. Human genetic adaptation to high altitude[J]. High Alt Med Biol, 2002, 2(2): 257-279.

20. Mazess RB, Picon-Reategui E, Thomas RB, Little MA. Oxygen intake and body temperature of basal and sleeping Andean natives of high altitude[J]. Aerosp Med, 1969, 40: 6-9.

21. Beall CM, Henry J, Worthman C, Goldstein MC. Basal metabolic

rate and dietary seasonality among Tibetan nomads[J]. Am J Hum Biol, 1996, 8: 361–370.

22. Picon-Reategui E. Basal metabolic rate and body composition at high altitudes[J]. J Appl Physiol, 1961, 16: 431–434.

23. Marconi C, Marzorati M, Cerretelli P. Work capacity of permanent residents of high altitude[J]. High Alt Med Biol, 2006, 7: 105–115.

24. Wu TY, Kayser B. High altitude adaptation in Tibetans[J]. High Alt Med Biol, 2006, 7: 193–208.

25. Beall CM. In Mountain Biodiversity: A Global Assessment, eds Korner C, Spehn EM . The Parthenon Publishing Group, New York.2002, 199–210.

26. Frisancho AR. Human adaptation and accommodation[M]. Americ: University of Michigan Press, 1993, 175–301.

27. Hillary M. Three High-Altitude Peoples, Three Adaptations to Thin Air. National Geographic News. National Geographic Society.2004.

28. Bigham A, Bauchet M, Pinto D *et al*. Identifying signatures of natural selection in Tibetan and Andean populations using dense genome scan data. PLOS Genetics.2010; 6(9): e1001116.

29. Beall CM, Decker MJ, Brittenham GM, *et al*. An Ethiopian pattern of human adaptation to high-altitude hypoxia[J]. Proc Natl Acad Sci USA, 2002, 99(26): 17215–17218.

30. Appenzeller O, Claydon VE, Gulli G, *et al*. Cerebral vasodilatation

to exogenous NO is a measure of fitness for life at altitude[J]. Stroke, 2006, 37: 1754-1758.

31. Hoit BD, Dalton ND, Gebremedhin A, *et al*. Elevated pulmonary artery pressure among Amhara highlanders in Ethiopia[J]. Am J Hum Biol, 2011, 23(2): 168-176.

32. Beall CM. Detecting natural selection in high-altitude human populations[J]. Respir Physiol Neurobiol, 2007, 158(2-3): 161-171.

33. Muehlenbein MP. Human evolutionary biology[M]. UK: Cambridge University Press, 2010, 170-191.

34. Niermeyer S, Zamdio S, Moore LG. High altitude: an exploration of human adaptation. New York: Marcel Dekker, Inc.2001.

35. Aldenderfer M. Moving up in the world. Am Sci, 2003, 91: 542-549.

36. Beall CM, Brittenham GM, Strohl KP, *et al*. Hemoglobin concentration of high-altitude Tibetans and Bolivian Aymara[J]. Am J Phys Anthropol, 1998, 106(3): 385-400.

37. Cosio G. Hematic and cardiopulmonary characteristics of the Andean miner[J]. Bol Oficina Sanit Panam, 1972, 72(6): 547-557.

38. Jansen GF, Basnyat B. Brain blood flow in Andean and Himalayan high-altitude populations: evidence of different traits for the same environmental constraint[J]. J Cereb Blood Flow Metab, 2011, 31(2): 706-714.

39. Pomeroy E, Stock JT, Stanojevic S, *et al*. Associations between arterial oxygen saturation, body size and limb measurements among high-altitude Andean children[J]. Am J Hum Biol, 2013, 25(5): 629−636.

40. Monge CC, Whittembury J. Chronic mountain sickness[J]. Johns Hopkins Med J, 1976, 139: 87− 89.

41. Hurtado A. Chronic mountain sickness[J]. J Am Med Assoc, 1942, 120: 1278−1282.

42. Frisancho AR. Developmental functional adaptation to high altitude: review[J]. Am J Hum Biol, 2013, 25(2): 151−168.

43. Beall CM, Laskowski D, Strohl KP, *et al*. Pulmonary nitric oxide in mountain dwellers[J]. Nature, 2001, 414(6862): 411−412.

44. Beall CM, Strohl KP, Blangero J, *et al*. Quantitative genetic analysis of arterial oxygen saturation in Tibetan highlanders[J]. Hum Biol, 1997, 69(5): 597−604.

45. Groves BM, Droma T, Sutton JR, *et al*. Minimal hypoxic pulmonary hypertension in normal Tibetans at 3, 658 m[J]. J Appl Physiol, 1993, 74(1): 312−318.

46. Fishman AP. Acute hypoxia and pulmonary vasoconstriction in humans: uncovering the mechanism of the pressor response[J]. Am J Physiol Lung Cell Mol Physiol, 2004, 287(5): L893−894.

47. Hoit BD, Dalton ND, Gebremedhin A, *et al*. Elevated pulmonary artery pressure among Amhara highlanders in Ethiopia[J]. Am J Hum Biol,

2011, 23(2): 168-176.

48. Zhao M, Kong QP, Wang HW, *et al*. Mitochondrial genome evidence reveals successful Late Paleolithic settlement on the Tibetan Plateau[J]. Proc Natl Acad Sci USA, 2009, 106: 21230-21235.

49. Aldenderfer M. Peopling the Tibetan plateau: insights from archaeology[J]. High Alt Med Biol, 2011, 12(2): 141-147.

50. Yi X, Liang Y, Huerta-Sanchez E. Sequencing of 50 human exomes reveals adaptation to high altitude[J]. Science, 2010, 329(5987): 75-78.

51. Chen FH, Dong GH, Zhang DJ, *et al*. Agriculture facilitated permanent human occupation of the Tibetan Plateau after 3600 B. P[J]. Science, 2015, 347(6219): 248-250.

52. Aldenderfer M. Peopling the Tibetan plateau: insights from archaeology[J]. High Alt Med Biol, 2011, 12(2): 141-147.

53. Wu TY. The Qinghai-Tibetan plateau: how high do Tibetans live[J]? High Alt Med Biol, 2001, 2(4): 489-499.

54. Beall CM, Laskowski D, Erzurum SC. Nitric oxide in adaptation to altitude[J]. Free Radic Biol Med, 2012, 52(7): 1123-1134.

55. Erzurum SC, Ghosh S, Janocha AJ, *et al*. Higher blood flow and circulating NO products offset high-altitude hypoxia among Tibetans[J]. Proc Natl Acad Sci USA, 2007, 104(45): 17593-17598.

56. Hoit BD, Dalton ND, Erzurum SC, *et al*. Nitric oxide and cardiopulmonary hemodynamics in Tibetan highlanders[J]. J Appl Physiol,

2005, 99(05): 1796-1801.

57. Gupta ML, Rao KS, Anand IS, *et al*. Lack of smooth muscle in the small pulmonary arteries of the native Ladakhi. Is the Himalayan highlander adapted[J]? Am Rev Respir Dis, 1992, 145(5): 1201-1204.

58. Paul B, Henze. Layers of Time: History of Ethiopia[M]. New York: St. Martin's Press, 2000.

59. Molchanova TP, Postnikov Y, Gu LH, *et al*. Hb Tigraye or alpha 2 beta(2)79(EF3)Asp → His(GAC → CAC): a hemoglobin variant with increased oxygen affinity observed in an Ethiopian male[J]. Hemoglobin, 1993, 17: 247-250.

60. Beall CM. High-altitude adaptations[J]. Lancet, 2003, 362: s14-15.

61. Hultgren HN, Grover RF, Hartley LH. Abnormal circulatory responses to high altitude in subjects with a previous history of high-altitude pulmonary edema[J]. Circulation, 1971, 44(5): 759-770.

62. Grover RF, Reeves JT, Grover EB, Leathers JE. Muscular exercise in young men native to 3, 100 m altitude[J]. J Appl Physiol, 1967, 22(3): 555-564.

63. Reeves JT, Grover RF, Cohn JE. Regulation of ventilation during exercise at 10, 200 ft in athletes born at low altitude[J]. Appl Physiol, 1967, 22(3): 546-554.

64. Sime F, Banchero N, Penaloza D, *et al*. Pulmonary hypertension in children born and living at high altitudes[J]. Am J Cardiol, 1963, 11: 143-

149.

65. Penaloza D, Banchero N, Sime F, Gamboa R. The heart in chronic hypoxia[J]. Biochem Clin, 1963, 2: 283-298.

66. Stuber T, Sartori C, Salmòn CS, *et al*. Respiratory nitric oxide and pulmonary artery pressure in children of aymara and European ancestry at high altitude[J]. Chest, 2008, 134(5): 996-1000.

67. Grover RF. Pulmonary circulation in animals and man at high altitude[J]. Ann N Y Acad Sci, 1965, 127(1): 632-639.

68. Schwab M, Jayet PY, Stuber T, *et al*. Pulmonary-artery pressure and exhaled nitric oxide in Bolivian and Caucasian high altitude dwellers[J]. High Alt Med Biol, 2008, 9(4): 295-299.

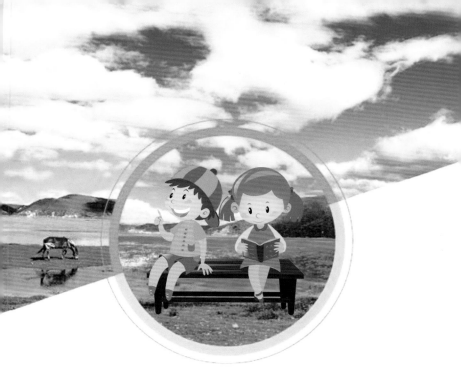

第二章

秘鲁科学家的贡献：
高原慢性缺氧性肺动脉
高压的发病机制

一、秘鲁的团队

安第斯山脉为人类提供了天然的实验室。在那里，在 20 世纪下半叶，医学的先驱者们认识并开拓了高原医学。秘鲁一个科学家团队在解剖学和血流动力学相结合的基础上，对高海拔地区居民缺氧性肺动脉高压的发病机制提出了一个新的概念。他们发现，慢性缺氧使肺小动脉壁的肌肉增加，从而血流阻力增加，导致肺动脉压升高。秘鲁团队阐述的这一概念，开启了世界各地学者对高原缺氧生理性代偿的广泛研究。今天我们把这个简单的概念视为理所当然，但是我们的理解并不总是那么清楚。

1946 年一项研究发现，急性缺氧可以增高猫的肺动脉压[1]。人们可能会联想到，在高海拔地区的居民，右心肥厚和衰竭部分是由于缺氧引起的肺动脉高压。但这并非是一日认清的。这一理解是秘鲁科学家团队一步一步地不懈努力的结果，而非一次性'大跃进'。第一篇英文文献是安第斯大学的 Rotta 等对居住在秘鲁莫罗科查（海拔 4540 米）居民的肺动脉压进行直接测量的结果[2]。但那时他们将肺动脉压的增高归咎于血液黏稠度增加、血流量增高、心输出量增加和异常通气，而非缺氧本身。显然，20 世纪 50 年

代中期所欠缺的是对持续低氧可诱导肺小动脉解剖性狭窄
的概念。而这一过程与急性缺氧性血管收缩不同，慢性缺
氧会引起更高的肺动脉压。直到 1962 年，Dante Penaloza
等才把关于慢性缺氧与肺动脉高压之间的关系的学说建立
起来[3]。

二、秘鲁团队的发现

这些年来，Dante Penaloza 和 Javier Arias-Stella 领导的团
队均对高原儿童和成人肺循环的血流动力学以及形态学进行
了研究，并且发表了一系列文章[3-26]。

1. 肺动脉高压的临床发现

秘鲁研究者将莫罗科查（海拔 4540 米）的居民分为 8
个组，年龄分布从新生儿到 60 岁，分别进行了心导管术检
查，并将其与居住在海平面地区利马市（海拔 150 米）的居
民进行比较。研究发现，高原组新生儿的肺动脉收缩压约为
60mmHg，与海平面组相似[27]。但出生后肺动脉压的变化趋
势差别很大（图 2-1）。与海平面的快速下降形成鲜明对比，
高原组出生后 72 小时的肺动脉收缩压为 55mmHg，1～5 岁
年龄段为 45mmHg，从 6 岁开始一直到成年，肺动脉压为

28mmHg，然而海平面组则保持在 12mmHg[3, 19, 24]。高原居民
的肺血管阻力高于海平面居民的 5 倍，而心率、心输出量、
右房压及肺动脉楔压相差不多（表 2-1）。

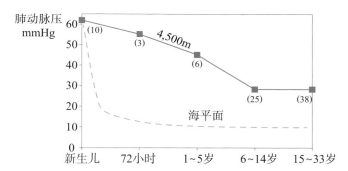

图 2-1　高海拔地区和海平面地区肺动脉收缩压与年龄关系的比较图中括
号里的数字表示代表的是病例数[28]

表 2-1　健康海平面居民和高原居民血流动力学的比较

	HA Children 1 to 5 Years Old（n=7）	HA Children 6 to 14 Years Old（n=32）	HA Adults 18 to 33 Years Old（n=38）	SL Adults 17 to 23 Years Old（n=25）	P，HA Adults vs SL Adults
Hct（%）	43.9 ± 3.87	48.0 ± 3.25	59.1 ± 7.20	44.1 ± 2.59	<0.001
Hb（g/dl）	14.1 ± 0.66	15.7 ± 1.07	19.5 ± 1.97	14.7 ± 0.88	<0.001
SaO_2（%）	78.2 ± 2.76	77.3 ± 5.76	78.4 ± 4.81	95.7 ± 2.07	<0.001
CI, L（min · m^{-2}）	4.4 ± 0.60	4.5 ± 1.39	3.7 ± 1.64	3.9 ± 0.97	NS

续表

	HA Children 1 to 5 Years Old（n=7）	HA Children 6 to 14 Years Old（n=32）	HA Adults 18 to 33 Years Old（n=38）	SL Adults 17 to 23 Years Old（n=25）	P，HA Adults vs SL Adults
RAP（mm Hg）	2.8 ± 1.57	1.8 ± 1.46	2.6 ± 1.69	2.6 ± 1.31	NS
PPA（mm Hg）	45 ± 16.6	28 ± 10.2	28 ± 10.5	12 ± 2.2	<0.001
PWP（mm Hg）	0.7 ± 2.21	5.0 ± 1.00	5.4 ± 1.96	6.2 ± 1.71	NS
PVR(dyne·s·cm^{-5})	···	459 ± 273.7	332 ± 212.6	69 ± 25.3	<0.001

Adult，成人；Children，儿童；CI，心输出量指数；HA，高原；PPA，肺动脉压；PWP，肺动脉楔压；PVR，肺血管阻力；RAP，右房压；SL，海平面；[28]

供给高原居民氧气或乙酰胆碱仅使肺动脉压下降 15%～20%，而且肺血管不会随着运动量的增加而扩张，提示肺血管阻力的增加是以解剖学为基础的。然而，当高原地区居民移居到利马附近的海平面（海拔 150 米）2 年时，肺动脉高压消失[8, 25, 26]。这不仅显示高原缺氧引起的肺动脉高压是可逆的，而且与原发性肺动脉高压是有区别的。在儿童和青少年期，在平原地区居民通常发生肺血管扩张和肺动脉压的下降，但这在高原地区居民（海拔 4540 米）却明显延迟，且仅仅是轻微下降。慢性高山病的患者移居到平原地区可以迅速降低其肺动脉高压。

2. 肺血管结构的组织学表现

通过心导管术得到的血流动力学结果与高原地区发现的解剖表现相一致。实验选取了死于意外或者非心血管疾病的 30 名高原居民和 30 名平原居民，分别对其肺动脉远端小分支进行观察比较，年龄分布从新生儿到 76 岁[7,29]。结果显示，肺血管的结构在新生儿期没有差别，均呈现为"胎儿型"，肺小动脉的平滑肌细胞数量增加和肌化，管壁增厚，管腔狭窄。不同的是，高原地区居民保持这种组织形态一直到成人期，而平原地区居民随着年龄的增长末梢动脉的平滑肌数量会逐渐减少到消失，管壁变薄，管径增宽。实验表明，高原居民存在着末梢动脉结构重塑迟缓（图 2-2，图 2-3A 和图 2-3B）。换句话说，高原居民肺内的肌动脉变得更加肌化（中层肥厚），本不应有肌细胞的肺小动脉出现肌细胞。因此，慢性低氧性肺血管重塑作用比急性缺氧性血管收缩具有更深刻的影响。新生的肌细胞不仅侵犯肺小动脉管腔，同时也高度挛缩，都阻碍了肺血流量。为了克服这些肌肉束缚血管产生的阻力，需要更高的压力来维持血流。肺动脉高压与组织学检查的结果首次提供证据表明，在高海拔地区居民发生了实质性的肺动脉高压。所有这些秘鲁团队的研究结果都是人类的新发现。

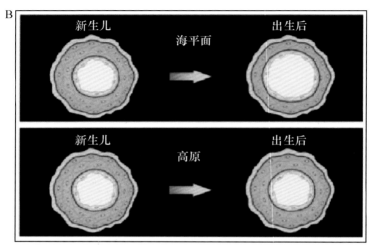

图 2-2　肺动脉小分支结构重塑的图解：平原居民在婴儿期有明显的血管结构的发育重塑，高原居民则没有 [28]

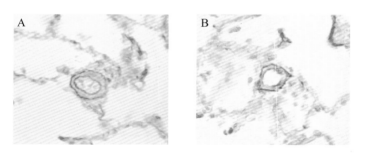

图 2-3　高原一名 8 岁男孩肺动脉小分支的横断面切片。A. 肺泡以及肺小动脉肌中层增厚；B. 肌化的肺动脉管径为 15μm，管壁肌层增生 [28]

高原代偿意味着氧输送系统的变化。在慢性缺氧环境下，除个别情况外（如藏族人，详见第三章），海拔高度和肺泡缺氧程度与肺动脉高压之间有直接关系。肺动脉高压在这一过程的作用目前尚不清楚，其在高原代偿中的因果关系尚未被证明，可以说这是高原代偿中的附带现象，是没用的功能，也许实际上是有害的[30]。轻中度的肺动脉高压对高原居民的正常生活没有影响，但重度肺动脉高压会引起肺水肿和心力衰竭[18, 31-35]。

3. 心脏解剖结构的改变

肺动脉压升高的生理变化引起心脏结构的解剖改变。平原和高原地区的新生儿均有右心室肥厚的表现，但之后的发展大相径庭。平原地区儿童，右心室肥厚迅速减小，至 4~6 个月，左心室占主导地位。与之相反，在海拔 4540 米的高原儿童，心电图证据显示右心室肥厚持续终生（图 2-4A），且右心室肥厚减小速度较慢（图 2-4B）[15, 16]。这些结果有心脏标本的解剖观察的证实（图 2-4C）。1955 年，Rotta 在对莫罗科查 5 名成人心脏的尸检结果中，4 名存在右心室肥厚[36]。Campos 和 Iglesias 发现因为意外死亡的高原地区成人，30% 存在右心室肥厚[37]。后者让学者们提出了疑问，难道仅有 30% 的人有这种改变吗？接下来 Arias-

Stella 和 Recavarren 做了平原和高原地区两组尸检结果的
对比，研究对象是从新生儿到 80 岁的非心肺疾病死亡的人。
结果显示在出生后 3 个月内两组心室的重量接近，右心室更
重一些，3 个月后，平原组左室要重于右室；高原组仍是右
室占主导地位，从 4 个月到 10 岁期间内右心室明显肥厚[38]。
实验证实，有 93% 的高原成人居民存在一定程度的右心室
肥厚[39]。

A $\widehat{A}QRS°$

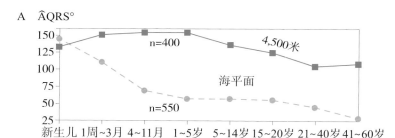

B 左/右，重量比

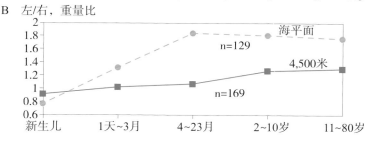

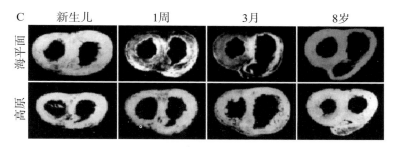

图 2-4　A. 在高海拔居民和海平面居民 ÂQRS° 与年龄的关系。ÂQRS° >
135° 显示海平面和高原新生儿的右室肥大程度相似（4540 米）。出生之
后的改变不尽相同。高海拔地区新生儿右室肥厚恢复速度较慢，直到成
人仍会持续肥厚。与之相反，海平面居民出生后很快左室占主导地位；
B. LV/RV 比值证明高原居民与平原居民生后心脏结构的变化；C. 心脏标
本的横断面显示高原儿童右心室肥厚 28

三、总结

总之，这些研究结果表明，高原居民有不同的进化模
式，肺动脉压力增高、肺血管重塑、右心室占主导地位。出
生后持续肺动脉高压会导致动脉导管闭合延迟，也增加了动
脉导管未闭的发生率 13。近年来，慢性缺氧性肺动脉高压的
细胞和分子机制，以及其他的最新研究进展令人兴奋 7、28、29，
而这些都是建立在 DantePenaloza 和他的同事 50 年来不懈工
作的基础上。

第一章中简要提到了安第斯人的血液代偿，这将在第三

章以与藏族人比较的方式详细描述。

四、参考文献

1. Euler USV, Liljestrand G. Observations on the pulmonary arterial blood pressure in the cat[J]. Acta Physiol Scand, 1946, 12: 301-320.

2. Canepa A, Chavez R, Hurtado A, Velasquez T. Pulmonary circulation at sea level and at high altitude[J]. J Appl Physiol, 1956, 9: 328-336.

3. Penaloza D, Sime F, Banchero N, Gamboa R. Pulmonary hypertension in healthy man born and living at high altitudes[J]. Med Thorac, 1962, 19: 449-460.

4. Arias-Stella J, Kruger H. Pathology of high altitude pulmonary edema[J]. Arch Pathol, 1963, 76: 147-157.

5. Arias-Stella J, Recavarren S. Right ventricular hypertrophy in native children living at high altitude[J]. Am J Pathol, 1962, 41: 55-64.

6. Arias-Stella J, Saldana M. The muscular pulmonary arteries in people native to high altitude[J]. Med Thorac, 1962, 19: 484-493.

7. Arias-Stella J, Saldana M. The terminal portion of the pulmonary arterial tree in people native to high altitude[J]. Circulation, 1963, 28: 915-925.

8. Banchero N, Cruz JC. Hemodynamic changes in the Andean native after two years at sea level[J]. Aerospace Med, 1970, 41: 849-853.

9. Banchero N, Sime F, Penaloza D, *et al*. Pulmonary artery pressure,

cardiac output, and arterial oxygen saturation during exercise at high altitude and sea level[J]. Circulation, 1966, 33: 249–262.

10. Cruz-Jibaja J, Banchero N, Sime F, et al. Correlation between pulmonary arterial pressure and level of altitude[J]. Dis Chest, 1964, 46: 446–451.

11. Marticorena EL, Ruiz J, Severino Galvez J, et al. Systemic blood pressure in white men born at sea level: changes after long residence at high altitudes[J]. Am J Cardiol, 1969, 23: 364–368.

12. Marticorena E, Tapia FA, Dyer JSeverino J, et al. Pulmonary edema by ascending to high altitudes[J]. Dis Chest, 1964, 45: 273–283.

13. Penaloza D, Arias-Stella J, Sime F, et al. The heart and pulmonary circulation in children at high altitudes: physiological, anatomical, and clinical observations[J]. Pediatrics, 1964, 34: 568–582.

14. Penaloza D, Echevarria M. Electrocardiographic observations on ten subjects at sea level and during one year of residence at high altitudes[J]. Am Heart J, 1957, 54: 811–822.

15. Penaloza D, Gamboa R, Dyer J, et al. The influence of high altitudes on the electrical activity of the heart. I. Electrocardiographic and vectocardiographic observations in the newborn, infants, and children[J]. Am Heart J, 1960, 59: 111–128.

16. Penaloza D, Gamboa R, Marticorena E, et al. The influence of high altitudes on the electrical activity of the heart: II. Electrocardiographic and

vectorcardiographic observations in adolescence and adulthood[J]. Am Heart J, 1961, 61: 101–115.

17. Penaloza D, Sime F. Circulatory dynamics during high altitude pulmonary edema[J]. Am J Cardiol, 1969, 23: 369–378.

18. Penaloza D, Sime F. Chronic cor pulmonale due to loss of altitude acclimatization(chronic mountain sickness)[J]. Am J Med, 1971, 50: 728–743.

19. Penaloza D, Sime F, Banchero N, *et al*. Pulmonary hypertension in healthy man born and living at high altitudes[J]. Am J Cardiol, 1963, 11: 150–157.

20. Penaloza D, Sime F, Ruiz L. Cor pulmonale in chronic mountain sickness: present concept of Monge's disease. In: High Altitude Physiology: Cardiac and Respiratory Aspects, edited by Porter R and Knight J. London: Churchill Livingstone, 1971, 41–60.

21. Saldana M, Arias-Stella J. Studies on the structure of the pulmonary trunk. Ⅰ. Normal changes in the elastic configuration of the human pulmonary trunk at different ages[J]. Circulation, 1963, 27: 1086–1093.

22. Saldana M, Arias-Stella J. Studies on the structure of the pulmonary trunk. Ⅱ. The evolution of the elastic configuration of the pulmonary trunk in people native to high altitudes[J]. Circulation, 1963, 27: 1094 –1100.

23. Saldana M, Arias-Stella J. Studies on the structure of the pulmonary trunk. III. The thickness of the media of the pulmonary trunk and ascending

aorta in the high altitude native[J]. Circulation, 1963, 27: 1101-1104.

24. Sime F, Banchero N, Penaloza D, *et al*. Pulmonary hypertension in children born and living at high altitudes[J]. Am J Cardiol, 1963, 11: 143-149.

25. Sime F, Penaloza D, Ruiz D. Bradycardia, increased cardiac output, and reversal of pulmonary hypertension in altitude natives living at sea level[J]. Br Heart J, 1971, 33: 647-657.

26. Sime F, Penaloza D, Ruiz L, *et al*. Hypoxemia, pulmonary hypertension, and low cardiac output in newcomers at low altitude[J]. J Appl Physiol, 1974, 36: 561-565.

27. Gamboa R, Marticorena E. Presión arterial pulmonar en el recién nacido en las grandes alturas[J]. Arch Inst Biol Andina, 1971, 4: 55- 66.

28. Penaloza D, Arias-Stella J. The heart and pulmonary circulation at high altitudes: healthy highlanders and chronic mountain sickness[J]. Circulation, 2007, 115(9): 1132-1146.

29. Arias-Stella J, Castillo Y. The muscular pulmonary arterial branches in stillborn natives of high altitudes. Lab Invest, 1966, 15: 1951-1959.

30. Wu TY, Kayser B. High altitude adaptation in Tibetans[J]. High Alt Med Biol, 2006, 7(3): 193-208.

31. Monge C. Chronic mountain sickness[J]. Physiol Rev, 1943, 23: 166-184.

32. Monge C. High altitude disease[J]. Arch Intern Med(Chicago),

1937, 59: 32-40.

33. Hurtado A. Chronic mountain sickness[J]. JAMA, 1942, 120: 1278-1282.

34. Hurtado A. Pathological aspects of life at high altitudes[J]. Milit Med, 1955, 117: 272-284.

35. Hurtado A. Some clinical aspects of life at high altitudes[J]. Ann Intern Med, 1960, 53: 247-258.

36. Rotta A. Peso del corazon en el hombre normal de la altura[J]. peruana de cardiol, 1955, 4: 71-77.

37. Campos J, Iglesias B. Observaciones anatomopatologicas en 49 personas normales nativasy residentes en la altura, muertas en accidentes[J]. Rev Lat Amer anat pat, 1957, 1: 109-130.

38. Arias-Stella J, Recavarren S. Right ventricular hypertrophy in native children living at high altitude[J]. Am J Pathol, 1962, 41: 55-64.

39. Recavarren S, Arias-Stella J. Right ventricular hypertrophy in people living at high altitudes[J]. Brit Heart J, 1964, 26: 806-812.

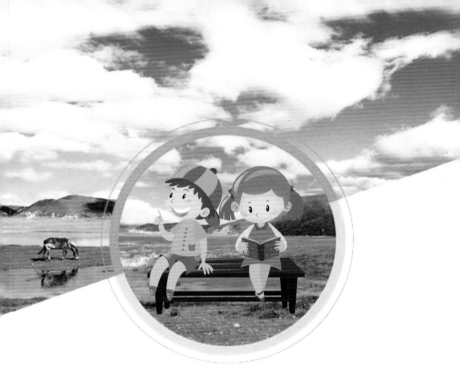

第三章

中国的研究 -1: 藏族人 高原缺氧的代偿特点

一、西藏的地理、历史和人口构成

西藏高原西南方毗邻喜马拉雅山脉，东北方环绕着昆仑山和阿尔金山（图 3-1），平均海拔 4900 米，被称之为"世界屋脊"，有着典型的高原气候和复杂及变化多端的地形。大约 500 万藏族人生活于此，其中 53% 的人生活在海拔 3500 米以上地区，13% 生活在 4500 米以上地区；90% 的居民以种植业和畜牧业为生，大部分农作物仅在海拔 4500 米以下地区生长，游牧民族在 4800 米到 5500 米的高原上生活。近年来，随着采矿业的发展，一部分藏族人成为矿业工作者。西藏自治区首府拉萨，是一座古老而传奇的城市，海拔高度达 3658 米。一些研究者认为藏族人已经在这片土地上生活了 3 万年，有着世界上历史最悠久的高原血统[1, 2]。但也有人对这一观点进行驳斥，认为藏汉分离的时间不超过 3000 年，提示藏族人是有记录以来进化最快的民族[3, 4]。真相也许是这两种理论的中间态，也就是说，不同的藏族人群在不同的时间移居至此[2]。

从 19 世纪末到 20 世纪初，登山者和冒险家们开始了在喜马拉雅山脉的登山探险活动，这些人中的医生和生理学家们发现一些藏族登山者身上存在机体适应性的超能表现，他们的祖先从事着登山探险活动。直到 20 世纪中期，西藏对外开放以来，西方和中国的科学工作者对其和青海地区（见第4章）进行了深入的研究。同期，也开始有汉族人迁居到西藏，目前在西藏，藏族人占90.48%，汉族人占8.17%，还有其他一些少数民族。

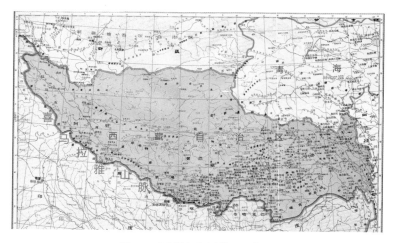

图 3-1　西藏在中国的地理位置

二、藏族人机体的代偿机制：与安第斯人和汉族人的对比

如第一、二章所述，对高原居民代偿机制研究的第一个高潮是在二十世纪中期的秘鲁，科学工作者们将高原居民、平原居民和欧洲移民者进行对比。第二个高潮就是在西藏，

这添加了大自然进化实验的两个新维度。一个是将本土藏族人与第一代移居的汉族人进行对比，这些汉族人在西藏生活的时间很短，只是初步适应高原缺氧环境；另一个则是将地理位置相距甚远的藏族人和安第斯人进行对比，他们有着各自独立的高原代偿发展史[5]。今天，我们已经了解很多藏族人对高原缺氧的代偿机制，但仍有很多问题尚未揭晓。从本章提出的证据可以看出，全世界不同地区对同一环境问题，即高原低氧，人类进化的结果是不同的。

1. 血液系统的代偿

安第斯山脉高原居民与藏族人的血液系统的代偿表现并不相同。在相同的海拔高度，藏族人的氧饱和度和血红蛋白浓度要低于安第斯居民一个标准差之多。藏族男性的血红蛋白浓度为 15.6 克／分升，女性为 14.2 克／分升[6]，与海平面居民相似[7]，但比安第斯男女的平均值低 3.6 克／分升。藏族人动脉血氧饱和度也较低，相差 2.6%[8]，也就是说，藏族人的动脉含氧量低于安第斯人。换句话说，无论是安第斯人还是藏族人均未达到海平面动脉血氧含量。安第斯人对缺氧做了过度的代偿，而藏族人又有欠代偿。

有趣的是，与汉族移居者相比，本土藏族人也有较低的血红蛋白浓度[9-13]。吴天一院士等测量了 5887 名 5～60 岁健康男

女的血红蛋白浓度，他们分别生活在海拔 2664、3813、4525 和
5200 米地区[14]。该研究发现影响血红蛋白浓度的因素有海拔、
种族、年龄和性别，下面对其进行详细的说明。不论年龄、种
族和性别，血红蛋白均随海拔的增高而升高（图 3-2）；藏汉
两个民族在每个海拔高度上，男性（图 3-2 A，图 3-2B）均较

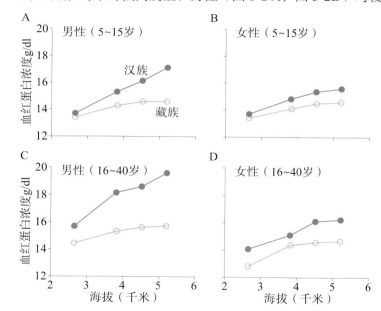

图 3-2　居住在青藏高原 4 个海拔高度上汉族人的血红蛋白（带实心圆点
的蓝色曲线）和藏族人的血红蛋白（带空心圆点的红色曲线）。上面两图
分别是年龄在 5～15 岁男性（A）和女性（B），下面两图分别是年龄在
16～40 岁的男性（C）和女性（D）[14]

女性有更高的血红蛋白浓度（图 3-2C，图 3-2D）；随着海拔高度的增加，汉族人的男性血红蛋白增加幅度高于女性，藏族人则不然（图 3-2A 和图 3-2C）；在海拔 3813 米以上地区，汉族人这种性别之间的差别大于藏族人（图 3-2A 和图 3-2C）；在任何海拔高度上藏族人的血红蛋白浓度不随年龄改变而改变，但汉族人两者之间有显著性关联（图 3-2A 和图 3-2C）；藏族女性较汉族女性血红蛋白与年龄有弱的相关性（图 3-2B 和图 3-2D）。

在海拔 2261 米地区，藏族人的动脉血氧饱和度与汉族人的相同；在 4520 米处，藏族人稍高；在 5620 米处，不管是在休息时还是运动中藏族人均较汉族人有更高的血氧饱和度，这个差距在极限运动中最能够体现出来[15]。Beall 等做了一项关于血氧饱和度的横断面研究，研究对象是居住在 3800 米到 4200 米地区的 1582 名健康藏族人，年龄从出生后 7 天～80 岁[16]。结果显示在 11 岁时藏族人血氧饱和度达到峰值为 89.8%，1 岁以下的婴儿较之低 5%～6%。成年男性从 20～29 岁开始轻度减低，成年女性在 40～49 岁维持较高水平，在 50～59 岁时开始降低（图 3-3）。

尽管藏族人血氧饱和度高于汉族人，但藏族人的血氧含量较安第斯山脉居民和汉族人均较低，这需要特殊的氧运输机制才能维持机体的正常代谢需要。

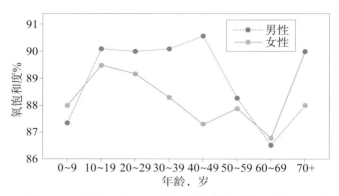

图 3-3　从 1～80 岁每 10 岁为一个年龄段平均动脉血氧饱和度男女之间的差别 [16]

2. 呼吸系统的代偿

平原居民到达高原后机体最明显的反应是通气量急剧上升，但持续时间并不是无限期的，而且平原居民（例如欧洲人和汉族人）在高原生育并抚养长大的下一代也没有出现这种状况 [17, 18]。与之不同的是，藏族人表现出保护静息通气水平的优势。有趣的事情就在于此，在安第斯山人和移居汉族人身上，肺通气不足会导致慢性高山病，然而藏族人却很少发生。藏族人与安第斯人有着相同的相对于体表面积的全肺容量和肺活量，但静息肺通气量比安第斯人高 40%～80%（图 3-4）[6, 19-21]。低氧通气反应试验是安第斯人的两倍，在动脉血氧饱和度下降 10% 的情况下，藏族人的通气量增加9.3 升 / 分钟，而安第斯人仅增加 4.5 升 / 分钟。

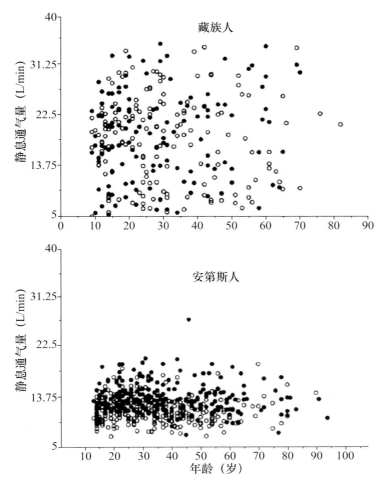

图 3-4　在海拔 4000 米地区，藏族人和安第斯人各年龄段静息通气量的散点图。实心圆，男性；空心圆，女性[21]

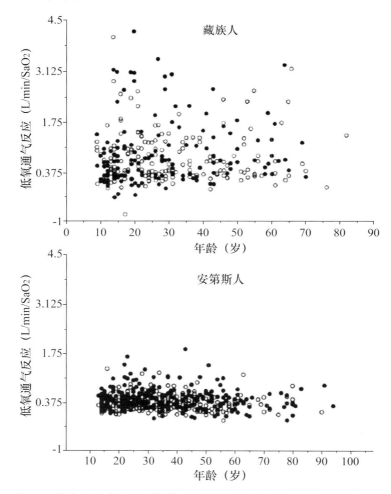

图 3-5　海拔 4000 米地区的藏族人和安第斯人低通气试验的散点图分析实心圆，男性；空心圆，女性[21]

藏族人与汉族人相比有较大的胸围、全肺容量和肺活量[20, 22, 23]。这一不同在 9～10 岁的儿童和青少年身上就已显现出来（第四章会进一步讨论）[24]。Zhuang 等比较了拉萨地区藏族人和汉族人的低氧通气反应试验结果，参与实验的汉族人是在儿童期、青少年期或成人期移居到拉萨的[12]。结果显示，两者的静息肺通气量、动脉氧饱和度和呼气末的二氧化碳分压均无不同，但是汉族人随着在高原生活时间的延长低氧通气反应降低（图 3-6），藏族人则明显高于汉族人，随着年龄的增长仅有轻微降低。

在吸入 70% 浓度的氧气时，藏族人的通气量增加，呼气末二氧化碳分压降低；吸入空气时两组低氧通气反应曲线没有差别（图 3-7）。高原引起的通气量增加是由于缺氧刺激了调节呼吸的外周化学感受器颈动脉体，颈动脉体位于颈动脉分支处，重约 10 毫克。急性缺氧通过刺激颈动脉体传出神经引起肺通气量的增加，慢性缺氧可能引起颈动脉体形态的改变[25]。据报道，安第斯人颈动脉体有实质组织的增生[26]，并且会随着年龄的增长而增大，最后导致化学感受器的不敏感，相似的情况也发生在了汉族居民身上。藏族人却不同，在长期的慢性缺氧环境中颈动脉体仍在正常范围内[17, 27]。休息时的肺泡与动脉氧含量梯度，藏族人和汉族人并没有区别[28]，但在强烈运动下，藏族人（14mmHg）较汉族人（20mmHg）降低，藏族人有着更高的运动储能和无氧阈值，更低的最大氧消耗量和乳酸浓度[29–31]。

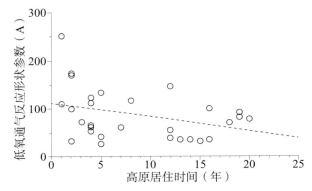

图 3-6　移居到拉萨（3658 米）的汉族人，居住时间与低通气反应形状参数 A 呈负相关（r＝-0.36，P＜0.05）[12]

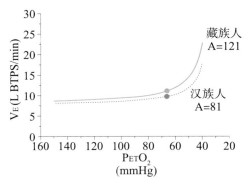

图 3-7　藏族受试者（n＝27）的低通气试验形状参数 A 较汉族青年男性高（n＝30；P＜0.05）。曲线根据平均形状参数 A 和通气渐进限值画出。数值在 3658 米海拔处呼吸空气时的休息状态测得。VE，每分通气量；PETO2，呼气末的氧分压[12]

3. 肺动脉压的代偿

大多情况下，海拔高度与肺动脉压的增高有着直接的关系。如图所示两者在数值上呈抛物线关系，高于 2500 米的海拔高度对于肺动脉压的影响更大（图 3-8），但藏族人是个例外。生活在拉萨的藏族人几乎没有缺氧性肺血管收缩，肺动脉压正常（图 3-9）。这一特点与其解剖结构相符，末梢肺小动脉的平滑肌细胞正常，并未异常增生（图 3-10）[32, 33]，右心与左心重量的比值也与平原居民相近[32]，这些均与安第斯人不同。安第斯人末梢肺小动脉平滑肌增生引起肺动脉压升高，并且右室肥厚[34-37]。藏族人较安第斯人和平原居民仅有轻度的缺氧性肺血管收缩[38-40]。

在同一海拔高度，藏族人较汉族人有较低的肺动脉压，随着海拔的增高，平均肺动脉压也较汉族人增高较少（图 3-6）[40]。藏族从 4 个月到 2 岁的儿童末梢肺小动脉壁仅有单一弹性层（图 3-7）[42]，汉族人移居到高原后，可以通过供氧减轻其肺动脉高压，说明其肺动脉高压是由于缺氧性肺血管收缩引起，在高原生活两年后，血管结构重塑，这一影响将会减轻。Groves 等对 5 名一直生活在海拔 3658 米的拉萨 22 岁藏族健康男性分别在其休息和运动时进行了心导管检查。在运动期间，藏族人的平均肺动脉压仅轻度升高，汉族人则明显上升[43]；休息时，受试者平均肺动脉压和肺血管阻力正常，并且在呼吸 14% 氧时也未升高。运动中最大氧消耗量为

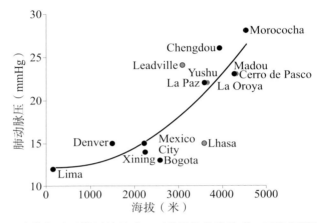

图 3-8 海拔与肺动脉压的关系。两者呈抛物线关系，可以很明显看出在 3000 米以上地区肺动脉压增长迅速。但在拉萨肺动脉压低于其他高拔地区。[41]

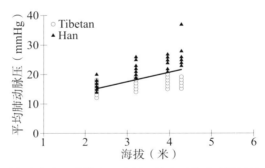

图 3-9 不同海拔高度上藏族人和移居汉族人平均肺动脉压的比较。在高于 3000 米海拔地区，汉族人的平均肺动脉压增高迅速，但藏族人仅轻度增高[40]

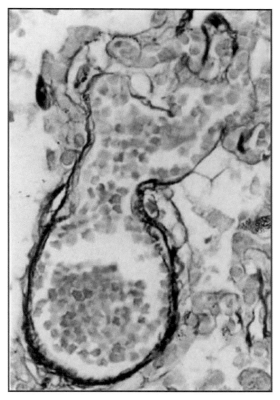

图 3-10   拉萨市一名 2 岁藏族人肺动脉的横断面解剖图，图中显示动脉壁正常，中层未增厚 [42]

93% 时，平均肺动脉压仅轻度增高，肺血管阻力并未增加，在吸入浓度为 100% 氧后，平均肺动脉压和肺血管阻力并未减小，这种肺动脉重塑差异在高原居民生命早期就会发生。高原不同种族之间缺氧性肺动脉收缩的差异说明藏族人对高原缺氧有了基因遗传学上的进化[44, 45]。机体对缺氧性肺血管收缩的进化源于从胎儿环境到出生后呼吸空气的转换过程[46]，肺泡氧分压升高肺血管阻力减小是肺循环打开的重要因素。在成人身上，缺氧性肺血管收缩被看作是一种机体的退化模式。在平原地区缺氧性肺血管收缩反应也被认为是一个有用的机制，肺在低氧通气环境中接受更少的血液，从而增加其通气／血流比值。在高原，缺氧导致全肺动脉的收缩而引起肺动脉高压，高原性肺动脉高压的出现对机体有害无益，并且可导致肺水肿和右心功能衰竭。

一些对高原动物代偿机制的研究也证明了这一点。例如先于人类几千年生存在高原地区的牦牛、雪猪、喜马拉雅鼠兔等动物，有着正常的肺动脉压和肺血管结构。相反，西班牙殖民者带到安第斯山脉的外来动物，像奶牛、猪和豚鼠等，存在着肺动脉高压和肺小动脉增厚。第一组动物有着基因水平上的适应性改变，后一组仅是形态学上的适应[45, 47]。一项对牦牛和奶牛杂交品种的研究也进一步支持了这一假设[48]。

4. 呼出和循环中的氮氧化物

针对高原安第斯人和汉族人这种令人不安的状况，研究者也对其相关的生化机制进行了研究，并且有重大发现。一氧化氮是肺血管内皮合成的舒张因子以减轻缺氧性肺动脉收缩的程度。藏族人呼出气中的一氧化氮是美国平原地区居民和安第斯人的两倍[49]。美国科罗拉多德莱德维尔地区（海拔 3100 米）的居民有着显著增高的肺动脉压，他们是由欧洲平原移居到高原的迁居者[50, 51]。这些受试者更易患高原性肺水肿，呼出气中含有更少的一氧化氮，可以给予吸入性一氧化氮治疗[52]。Ahsan 等发现这一现象可能有其基因学基础，NOS₃ 的 G894T 多形性野生型 G 和 4B 等位基因在喜马拉雅本土高原人群身上表达更多，其与呼出一氧化氮的浓度有相关性[53]。最近 Beall 发表的有关综述指出，只有三篇论文涉及汉族的一氧化氮水平（两篇肯定和一篇可能）[54]。汉族的实际一氧化氮水平尚无报道，一项研究报道高原地区藏族人体内比汉族人有更高的一氧化氮合成酶（尽管差异只接近统计学意义）[55]，另一项研究发现藏族和汉族的脐静脉血内皮细胞中一氧化氮合成酶的含量无明显不同[56]。这也许出乎预料，考虑到藏族人循环中一氧化氮的高水平与内皮型一氧化氮合酶的产生相关联。这也表明，当今藏族与汉族相对比的有效数据还很缺乏，难以得出可靠结论[57]。

藏族人有着比平原居民高得多的循环氮氧化物水平。在同一海拔高度的藏族人和秘鲁人的一氧化氮的水平有程度不同的增高。那些出现缺氧失代偿症状（如心悸、发绀和头痛）的慢性高山病患者较健康人有更低的血清氮氧化物水平[58]。同样，居住在海拔 4200 米藏族人的红细胞内氮氧化物含量较美国平原居民高两百倍，尿硝酸盐高十倍[59]，前臂血流量和氧供给也高于美国平原居民的两倍[60]。

所谓进化遗传适应假说应该是讲得通的[40, 61, 62]。也就是说，藏族人可能已达到基因型的代偿，而安第斯人仅涉及表型代偿[6, 62, 63]。

三、未来的研究方向：对缺氧不同代偿模式的成本和效益

总而言之，藏族人正常的肺动脉压、肺血管结构和血红蛋白浓度可以被解释为更好的代偿，是他们能够维持在高海拔正常生活的保证。相反，安第斯人肺动脉高压、肺动脉壁增厚、血红蛋白浓度增高等改变可以被理解为机体对缺氧代偿不完全进化的表现[43, 47]。藏族人和安第斯人之间的代偿差异这一问题是了解不同人群进化变异的关键。未来的另一种研究路线应该着重于这两种代偿模式各自的利与弊，即成本和效益。对慢性高原病的危险因素和自然史的进一步研究应考虑这种疾病是否有基因型的改变，是否某些表型的范围或组合使罹患慢性高原病的风险更高。慢性高山病可能是红细胞增多这一有益代偿方式的不良结果。安第斯代偿模式中矛盾现象的隐患也有待挖掘，即尽管在缺氧的外界环境中，动

脉氧含量仍高于平原居民，而血液中含氧更多可能会造成对机体蛋白质的氧化损伤[64]，还会增加机体的铁需要量。另一方面，藏族人代偿机制的不良方面同样也有待研究。较低的动脉氧饱和度和血红蛋白浓度可能造成机体缺氧，并且这种对高原缺氧的代偿机制还会导致机体对创伤、妊娠等急性失血的失代偿。另外，维持其需要的高通气量也会增加机体的负荷量。尽管两个人群对缺氧的代偿机制会造成上述各种问题但他们都平安地适应了高原生活。从这点上说，藏族人和安第斯人都代偿的很好。

至于中国地区汉族人和藏族人之间的差别，还缺少有力的数据进行判断，所以这需要我们像秘鲁科学家那样深入系统地研究，为高原医学做出贡献。下一章就讲述我们的第一项高原研究，有关我国在青海高原出生和居住的藏族和汉族儿童在成长发育过程中心肺系统的代偿改变。

四、参考文献

1. Zhao M, Kong QP, Wang HW, *et al*. Mitochondrial genome evidence reveals successful Late Paleolithic settlement on the Tibetan Plateau[J]. Proc Natl Acad Sci U S A, 2009, 106: 21230−21235.

2. Aldenderfer M. Peopling the Tibetan plateau: insights from archaeology[J]. High Alt Med Biol, 2011, 12(2): 141−147.

3. Yi X, Liang Y, Huerta-Sanchez E. Sequencing of 50 human exomes reveals adaptation to high altitude[J]. Science, 2010, 329(5987): 75–78.

4. Chen FH, Dong GH, Zhang DJ, et al. Agriculture facilitated permanent human occupation of the Tibetan Plateau after 3600 B. P[J]. Science, 2015, 16; 347(6219): 248–250.

5. Wu TY. The Qinghai-Tibetan Plateau: How High Do Tibetans Live[J]?High Alt Med Biol, 2001, 2(4): 489–499.

6. Beall CM. Tibetan and Andean contrasts in adaptation to high-altitude hypoxia[J]. Adv Exp Med Biol, 2000, 475: 63–74.

7. Beall CM, Brittenham GM, Strohl KP, et al. Hemoglobin concentration of high-altitude Tibetans and Bolivian Aymara[J]. Am J Phys Anthropol, 1998, 106(3): 385–400.

8. Beall CM, Almasy LA, Blangero J, et al. Percent of oxygen saturation of arterial hemoglobin among Bolivian Aymara at 3, 900–4, 000 m[J]. Am J Phys Anthropol, 1999, 108(1): 41–51.

9. Adams WH, Strang LJ. Hemoglobin levels in persons of Tibetan ancestry living at high altitude[J]. Proc Soc Exp Biol Med, 1975, 149: 1036–1039.

10. Beall CM, Goldstein MC. Hemoglobin concentrations of pastural nomads permanently residing at 4850–5450 m in Tibet[J]. Am J Phys Anthropol, 1987, 73: 433–438.

11. Curran LS, Zhuang J, Sun SF, Moore LG. Ventilation and hypoxic

ventilatory responsiveness in Chinese-Tibetan residents at 3, 658 m[J]. J Appl Physiol, 1997, 83: 2098−2104.

12. Zhuang J, Droma T, Sun S. Hypoxic ventilatory responsiveness in Tibetan compared with Han residents of 3658 m[J]. J Appl Physiol, 1993, 74: 303−311.

13. Moore LG, Sun SF. Physiologic adaptation to hypoxia in Tibetan and acclimatized Han residents of Lhasa. In: Hypoxia: The Adaptation, edited by Sutton JR, Coates G, and Remmers JE. Philadelphia, PA; Dekker, 1990, 66−71.

14. Wu T, Wang X, Wei C, et al. Hemoglobin levels in Qinghai-Tibet: different effects of gender for Tibetans vs. Han[J]. J Appl Physiol, 2005, 98: 598−604.

15. Wu T. Changes in cardiac function at rest and during exercise in mountaineers at an extreme altitude[J]. Zhonghua Yi Xue Za Zhi, 1990, 70(2): 72−76.

16. Beall CM. Oxygen saturation increases during childhood and decreases during adulthood among high altitude native Tibetans residing at 3, 800−4, 200m[J]. High Alt Med Biol, 2000, 1(1): 25−32.

17. Moore LG. Comparative human ventilatory adaptation to high altitude[J]. Respir Physiol, 2000, 121(2−3): 257−276.

18. Ward MP, Milledge JS, West JB. High Altitude Medicine and Physiology Oxford UnivPress, London.2000.

19. Frisancho AR, Juliao PC, Barcelona V, *et al*. Developmental components of resting ventilation among high-and low-altitude Andean children and adults[J]. Am J Phys Anthropol, 1999, 109(3): 295-301.

20. Droma T, McCullough RG, McCullough RE, *et al*. Increased vital and total lung capacities in Tibetan compared to Han residents of Lhasa (3, 658 m)[J]. Am J Phys Anthropol, 1991, 86(3): 341-351.

21. Beall CM. Tibetan and Andean patterns of adaptation to high-altitudehypoxia[J]. Hum Biol, 2000, 72(1): 201-228.

22. Sun SF, Droma TS, Zhang JG, *et al*. Greater maximal O_2 uptakes and vital capacities in Tibetan than Han residents of Lhasa[J]. Respir Physiol, 1990, 79(2): 151-161.

23. Apte CV, Rao KS. The maximum expiratory flow-volume loop in natives of Ladakh and acclimatized lowlanders[J]. High Alt Med Biol, 2005, 6(3): 209-214.

24. Yangzong, Berntsen S, Bjertness E, *et al*. Lung function among 9-to 10-year-old Tibetan and Han Chinese schoolchildren living at different altitudes in Tibet[J]. High Alt Med Biol, 2013, 14(1): 31-36.

25. Lahiri S, Rozanov C, Cherniack NS. Altered structure and function of the carotid body at high altitude and associated chemoreflexes[J]. High Alt Med Biol, 2000, 1(1)63-74.

26. Arias-Stella J, Valcarcel J. Chief cell hyperplasia in the human carotid body at high altitudes; physiologic and pathologic significance[J].

Hum Pathol, 1976, 7(4): 361−373.

27. Khan Q, Heath D, Smith P, Norboo T. The histology of the carotid bodies in highlanders from Ladakh[J]. Biometeorol, 1988, 32(4): 254−259.

28. Zhuang J, Droma T, Sutton JR, et al. Smaller alveolar-arterial O_2 gradients in Tibetan than Han residents of Lhasa(3658 m)[J]. Respir Physiol, 1996, 103(1): 75−82.

29. Chen QH, Ge RL, Wang XZ, et al. Exercise performance of Tibetan and Han adolescents at altitudes of 3, 417 and 4, 300 m[J]. J Appl Physiol, 1997, 83(2): 661−667.

30. Bianba, Berntsen S, Andersen LB, et al. Exercise capacity and selected physiological factors by ancestry and residential altitude: cross-sectional studies of 9-10-year-old children in Tibet[J]. High Alt Med Biol, 2014, 15(2): 162−169.

31. Ge RL. Higher exercise performance and lower VO_2max in Tibetan than Han residents at 4, 700 m altitude[J]. J Appl Physiol, 1994, 77(2): 684−691.

32. Gupta ML, Rao KS, Anand IS, Banerjee AK, Boparai MS. Lack of smooth muscle in the small pulmonary arteries of the native Ladakh-is the Himalayan highlander adapted[J]? Am Rev Respir Dis, 1992, 145: 1201−1204.

33. Tucker A, Rhodes J. Role of vascular smooth muscle in the development of high altitude pulmonary hypertension: an interspecies evaluation[J]. High Alt Med Biol, 2001, 2(2): 173−189.

34. Arias-Stella J, Saldana M. The terminal portion of the pulmonary

arterial tree in people native to high altitudes[J]. Circulation, 1963, 28: 915–925.

35. Heath D, Williams D, Harris P, *et al*. The pulmonary vasculature of the mountain-viscacha(Lagidium peruanum). The concept of adapted and acclimatized vascular smooth muscle[J]. J Comp Pathol, 1981, 91(2): 293–301.

36. Sime F, Banchero N, Penaloza D, *et al*. Pulmonary hypertension in children born and living at high altitudes[J]. Am J Cardiol, 1963, 11: 143–149.

37. Arias-Stella J, Recavarren S. Right ventricular hypertrophy in native children living at high altitude[J]. Am J Pathol, 1962, 41: 55–64.

38. Yang Z, He ZQ, Liu XL. Pulmonary hypertension related to high altitude: analysis of 83 cases with microcatheterization[J]. Zhonghua Xin Xue Guan Bing Za Zhi, 1985, 13(1): 32–34.

39. Wu T, Miao C. High altitude heart disease in children in Tibet[J]. High Alt Med Biol, 2002, 3(3): 323–325.

40. Wu T, Kayser B. High altitude adaptation in Tibetans[J]. High Alt Med Biol, 2006, 7(3): 193–208.

41. Penaloza D, Arias-Stella J. The heart and pulmonary circulation at high altitudes: healthy highlanders and chronic mountain sickness[J]. Circulation, 2007, 115(9): 1132–1146.

42. Sui GJ, Liu YH, Cheng XS, *et al*. Subacute infantile mountain sickness[J]. J. Pathol, 1988, 155: 161–170.

43. Groves BM, Droma T, Sutton JR, *et al*. Minimal hypoxic

pulmonary hypertension in normal Tibetans at 3, 658 m[J]. J Appl Physiol, 1993, 74(1): 312−318.

44. Fagan KA, Weil JV. Potential genetic contributions to control of the pulmonary circulation and ventilation at high altitude[J]. High Alt Med Biol, 2001, 2(2): 165−171.

45. Tucker A, Rhodes J. Role of vascular smooth muscle in the development of high altitude pulmonary hypertension: an interspecies evaluation[J]. High Alt Med Biol, 2001, 2: 173−189.

46. Niermeyer S. Cardiopulmonary transition in the high altitude infant[J]. High Alt Med Biol, 2003, 4(2): 225−239.

47. Heath D, Williams DR. Adaptation to hypobaric hypoxia. High-Altitude Medicine and Pathology[M].4th ed. Oxford, UK: Oxford University Press, 1995, 403− 415.

48. Anand IS, Harris E, Ferrari R, Pearce P, Harris P. Pulmonary hemodynamics of the yak, cattle and cross breeds at high altitude[J]. Thorax, 1986, 41: 696 −700.

49. Beall CM. Pulmonary nitric oxide in mountain dwellers[J]. Nature, 2001, 414(6862): 411−412.

50. Vogel JHK, Weaver WF, Rose RL, Blount SG, Grover RF. Pulmonary hypertension on exertion in normal man living at 10150 feet(Leadville, Colorado)[J]. Med Thorac, 1962, 19: 269−285.

51. Grover RF. Chronic hypoxic pulmonary hypertension. In: Fishman

AP, ed. The Pulmonary Circulation: Normal and Abnormal. Philadelphia, Pa: University of Pennsylvania; 1990: 283–299.

52. Scherrer U. Inhaled nitric oxide for high-altitude pulmonary edema[J]. N Engl J Med, 1996, 334(10): 624–629.

53. Ahsan A. Simultaneous selection of the wild-type genotypes of the G894T and 4B/4A polymorphisms of NOS3 associate with high-altitude adaptation[J]. Ann Hum Genet, 2005, 69: 260–267.

54. Beall CM, Laskowski D, Erzurum SC. Nitric oxide in adaptation to altitude[J]. Free Radic Biol Med, 2012, 52(7): 1123–1134.

55. Ge RL, Mo VY, Januzzi JL, et al. B-type natriuretic peptide, vascular endothelial growth factor, endothelin-1, and nitric oxide synthase in chronic mountain sickness[J]. Am J Physiol Heart Circul Physiol, 2011, 300(4): H1427–H1433.

56. Gao W, Gao Y, Zhang G, et al. Hypoxia-induced expression of HIF-1alpha and its target genes in umbilical venous endothelial cells of Tibetans and immigrant Han. Comp Biochem Physiol C Toxicol Pharmacol, 2005, 141(1): 93–100.

57. Erzurum SC, Ghosh S, Janocha AJ, et al. Higher blood flow and circulating NO products offset high-altitude hypoxia among Tibetans[J]. Proc Natl Acad Sci USA, 2007, 104: 17593–17598.

58. Gonzales GF, Tapia V, Gasco M, Rubio J, Gonzales CC. High serum zinc and serum testosterone levels were associated with excessive

erythrocytosis in men at high altitudes[J]. Endocrine, 2011, 40: 472–480.

59. Erzurum SC, Ghosh S, Janocha AJ. Higher blood flow and circulating NO products offset highaltitude hypoxia among Tibetans[J]. Proc Natl Acad Sci U S A, 2007, 104: 17593.

60. Moore LG, Niermeyer S, Zamudio S. Human adaptation to high altitude: Regional and life-cycle perspectives[J]. Am J Phys Anthropol, 1998, 107: 25–64.

61. Moore LG. Human genetic adaptation to high altitude[J]. High Alt Med Biol, 2001, 2(2): 257–279.

62. Rupert JL, Hochachka PW. The evidence of hereditary factors contributing to high altitude adaptation in Andean natives: a review[J]. High Alt Med Biol, 2001, 2: 235–256.

63. Stadtman ER, Berlett BS. Reactive oxygen-mediated protein oxidation in aging and disease[J]. Chem Res Toxicol, 1997, 10(5): 485–494.

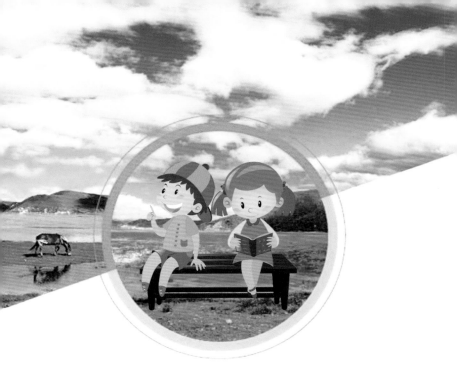

第四章
中国的研究 -2：青海地区
儿童在高原缺氧代偿的
成长发育过程中的变化

一、简介：青海省的地理、历史和人口结构

青海省坐落于西藏的东北部，统称为青藏高原（图 4-1）。省内 72 万平方公里的地区位于 4000 ～ 5000 米的高海拔地区，占全省面积的 54%，还有 24% 位于 3000 ～ 4000 米地区。最高峰是布喀达坂峰，海拔达 6860 米；最低峰为平安县，也有 2125 米。西宁市，是青海省的省会，海拔高度为 2270 米。历史上，这片地区一直由藏族人统治[1]。但在最近

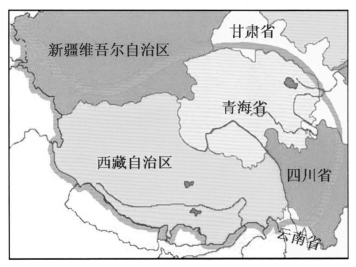

图 4-1　青海省的地理位置

两百年左右由汉族人所占据[2]。之前仅有少数生活在西部河谷中的汉族人，海拔大约 2000～2500 米[3]。直到 17 世纪的明朝时期，驻扎黄河地区守卫边防的士兵成了第一代移居者[2]，19 世纪初陆续有清朝人进驻，发展其种植业进行殖民统治，汉族人口迅速增长[4]，但一直到 20 世纪 60 年代才有大批的平原汉族人移居到中高海拔地区[2, 5-7]。通过进行社会经济等基础建设，如今有了固定的汉族人口。青海省现总人口为五百万，53.02% 为汉族人，24.44% 为藏族人。其余 22.54% 为其他少数民族，如回族，土族，撒拉族和蒙古族等（中华人民共和国国家统计局，2011）。

二、藏族和汉族儿童的生长状况

至今，在青海出生并生活在 3000 米以上的汉族儿童和青少年数量已足够在大自然进化实验中添加一个新的维度，即研究第二代汉族移居者与本土藏族人高原缺氧代偿机制的差异，以鉴别发育性代偿抑或是遗传性代偿。这两个人群相比较的条件是合理控制的且比较一致，包括在高原生活的时间长短，营养状况和社会经济情况等。20 世纪 90 年代初，Weitz 等在西藏海拔 3200 米、3800 米和 4300 米地区对 1000 多名藏族和汉族儿童和青少年的形态学、生理学生长模式进行了一系列横断面研究，并且将其与生活在平原地区（北京）的相应人群进行对比[1, 8, 9]。鉴于在第三章中所描述的藏族和汉族（第一代汉族）之间的差异，他们的研究结果是出乎意料的。在高海拔地区，藏汉两族在身高发育上并无差别，但都低于平原儿童。但藏族男女的胸围均明显大于汉族。男性胸围前后径偏大，女性胸围左右径偏大。作者认为，生长迟缓可能是因为高海拔地区的缺氧环境和经济水平低下所致[1, 8, 9]。在海拔 3200 米高原地区，血液学上无论是藏汉两族还是与北京儿童相比均无显著差异。随着海拔升高到 3800 和 4300 米，两族居民的红细胞均较平原居民增多[10]。在这两组海拔高度上的藏汉儿童直到 13 岁时血流动力学上均无差别。然而到了青少年时期，汉族人的血红蛋白浓度明显高于藏族人。这说明，在青少年时期两者在对缺氧的代偿上表现出了不同的机制。然而，在这两个群体中的许多青少年表现出相似的血液学特征，表明许多藏族和汉族人均有相似的缺氧所致的血液学反应。两者动脉氧饱和度无差别[10]。从身高、血红蛋白和动脉氧饱和度等方面来看，藏族人和汉族人在生长发育过程中有相同之处[11]。用力肺活量在两者之间也没有显著差别。大多数高原的汉族和藏族居民残气量增加，表明其肺功能要好于平原居民。在青少年之前，藏汉男性之间的用力肺活量残差变化趋势一致，在那之后，藏族男性较汉族男性增高，约高出 200 毫升左右。在整个生长发育过程中，藏族女性的用力肺活量残差较汉族增高较少，约为

100 毫升[12, 9]。

这些研究表明高原地区藏汉之间确实有不同之处，但生长过程中在形态学和生理学方面也有显著的相似之处。之前的研究一直着重于藏族和汉族（第一代汉族）之间的不同[13-18]，这种相似性也许是意料不到的。一种简单的原因可能是，这些研究描述了在高原出生并生长的第二代汉族人，消除了混杂因素（也是尚未被描述的因素）的影响，比如在高原生活的时间不同，移居到高原时的年龄不同等。而这些在第三章所讲到的第一代汉族移居者经常发生。这样就提出了一个可能性，即在高原地区出生和长大的汉族人可以在发育时期对缺氧有大幅度调整及代偿。需要注意的是，在第三章详细提到过的，对西藏9～10岁藏汉儿童的研究中发现，藏族儿童肺功能和运动功能强于汉族儿童[12, 13]。实际上，这项研究包含了来自拉萨九个学校的所有汉族儿童，其中既有在当地出生并成长的汉族儿童还有出生后跟随父母亲迁居来的，而迁居来的汉族儿童占现在高原汉族儿童的大多数，从而进一步支持了第二代汉族人发育代偿的观念。

三、藏族和汉族儿童心肺系统发育性代偿模式

上述的藏汉之间形态学和生理学的差异是否也在心肺循环系统有所表现呢？如第三章所述，藏族人有着对高原缺氧

最优的代偿性，肺动脉压力和运动储能均正常[19]。但是，在世界上所有的高原地区都缺乏高原地区正常健康儿童的心肺功能数据，更无藏族和汉族儿童相比较的数据[20, 21]。所以，我们做了一项研究，使用超声心动图来评估青海高原健康儿童的心脏形态功能和肺动脉压力在成长发育中的变化，并对藏族和汉族儿童之间进行比较。

1. 方法

1.1 研究对象

研究对象来自 1998 年到 2002 年间当地的儿童医疗诊所、托儿所和小学。对其进行体格检查、心电图和胸部 X 光片检查来排除患有心肺疾病的儿童。我们共对 477 名健康儿童（从出生 15 天～14 岁，中位数为 6.5 岁）进行了研究，包括平原组 220 名，来自上海，海拔高度为 16 米（133 名男孩和 87 名女孩）；高原组 257 名，来自久治县，海拔高度为 3700 米（142 名男孩和 115 名女孩，两组性别分布 $p < 0.05$）。平原组儿童均为汉族，而高原组中有 117 名汉族儿童和 140 名藏族儿童。两个高度组的儿童均被分为 7 个年龄段（～1 月，～6 月，～1 年，～3 年，～6 年，～10 年，～14 年）（表 1）。使用脉搏氧饱和仪来测量动脉氧饱和度（SaO_2）。本研究所有病人均由青海省妇女儿童医院经验丰富的齐海英大夫（本书作者）测量采集。

1.2 心脏的形态功能和肺动脉压力

肺动脉平均压是根据主肺动脉的多普勒波形得出右心室收缩期时间（RSTI）来计算。主要包括射血前期时间（PEP）、加速时间（AT）、射血时间（ET）、AT/ET 比率、右心室射血前期和加速时间比率（PEP/AT）。使用下列方程估计平均肺动脉压（mPAP）：

mPAP=27.79 ＋ 35.42×PEP/AT-50.85×AT/Etc

AT/Etc 是指由心电图 R-R 间期的平方根纠正了的 AT/ET。

心腔大小和大动脉管径的测量，包括右心房（RA）、右室（RVD）、右室流出道（RVOT）、主肺动脉（PA）、收缩期和舒张期的左心室（LVs 和 LVd）和主动脉根部（AO），还有心室壁的厚度包括右室前壁（RVAW）、室间隔（IVS）、收缩期和舒张期的左心室后壁（LVPWs 和 LVPWd）。左右心室质量指数（LV_{mass}，RV_{mass}）通过以下方程计算：

LVmass ＝ 1.04[（LVD ＋ IVS ＋ LVPW）3-LVD3]-13.6

RVmass ＝ 1.04[（RVDd ＋ IVSd ＋ RVFWd）3-RVDd3]-13.6

右室的收缩功能通过右心室射血分数（RVEF）来进行评估。舒张功能的评估通过测量以下几个指标：三尖瓣 E 波（VE_{TV}）和 A 波（VA_{TV}）的峰值速度、E/A_{TV} 比率和 E 波减速时间（EDT_{TV}）。等容舒张期（RIRT）由 QRS 波群的起始到 E 波起始的时间减去心电图 QRS 波群起始到右心室流出停止的时间算出。

左室收缩功能通过测量以下指标来评估：左室射血分数（LVEF）、心输出量（CO）、心输出量指数（CI）。左室长轴视图被用来测量缩短分数（LVFS）和心肌纤维收缩的平均速度（mVCF）。射血时间（LVET）即主动脉瓣从打开到关闭的时间间隔。评估左室舒张功能可以通过测量二尖瓣 E 波（VE_{MV}）和 A 波（VA_{MV}）的峰值速度、E/A_{MV} 比率、E 波减速时间（EDT_{MV}）和等容舒张期（LIRT）。

1.3 数据分析

数据以平均值 ± 标准差的形式进行描述。卡方测试用于检查两组之间性别分布的差异。使用多元线性回归法来比较与海拔和年龄相关的普通身体指标（身高、体重、体表面积及 SaO_2），心脏形态功能和肺动脉压力变量的差异。心脏形态功能和肺动脉压力变量多元线性回归分析都根据体表面积和性别进行了调整。对一些变量以最适合年龄因素的方式进行转换（如对数和多项式）。此外，相关年龄变量的分析根据心率进行调整。与高度相关的概率值（$P_{海拔}$）表示两个海拔高度组之间每个变量的整体水平的差异。与年龄相关的概率值（$P_{年龄}$）表示两个海拔高度组中 7 个年龄段每个变量的总体变化。高度组和年龄组之间相互作用的概率值（$P_{海拔*年龄}$）表示两个高度组在 7 个年龄段间每个变量走向的差异。配对 t 检验用于比较海拔

3700 米地区汉族和藏族之间的变量。所有数据分析使用的是
SAS 统计软件 9.3 版。p 值 < 0.05 显示有统计学意义。

2. 两海拔高度组结果的对比

2.1 生长发育状况

表 4-1 是平原组和高原组儿童与生长发育相关指标的比较。
高原组儿童的 SaO_2 均小于 90%（图 4-2）。两组中体重、身高
和体表面积随着年龄增长而显著增加（$P < 0.0001$）。高原组儿
童体重和体表面积的增加明显慢于平原组（$P = 0.038$ 和 0.036）
（图 2A-B），但身高并无差异（$P = 0.53$）。心率随着年龄增长而
显著降低（$P < 0.0001$），两组之间没有显著性差异（$P = 0.29$）。
此外，体重和体表面积显著增加（$P = 0.001$ 和 0.04），并且男孩
的心率要比女孩的显著变缓（$P = 0.005$）。

表 4-1　海平面组和高海拔组人口统计学变量的平均数 ± 标准差值

年龄	海拔高度（米）	病人数量	体重（kg）	身高（cm）	身体表面积（m²）	SaO_2（%）	心率（bpm）
～1 个月	16	19	3.5 ± 1.2	51 ± 5	0.21 ± 0.04	99 ± 1	149 ± 10
	3700	13	3.1 ± 0.6	50 ± 4	0.20 ± 0.02	91 ± 5	147 ± 19
～6 个月	16	23	6.9 ± 1.7	62 ± 4	0.34 ± 0.05	100 ± 0	140 ± 13
	3700	7	6.9 ± 0.9	63 ± 3	0.35 ± 0.02	89 ± 5	121 ± 16

续表

年龄	海拔高度（米）	病人数量	体重（kg）	身高（cm）	身体表面积（m²）	SaO₂（%）	心率（bpm）
～12 个月	16	19	9.3 ± 1.5	73 ± 3	0.44 ± 0.04	99 ± 2	123 ± 12
	3700	4	9.1 ± 1.0	75 ± 5	0.44 ± 0.04	90 ± 1	124 ± 21
～3 岁	16	26	11.7 ± 2.0	85 ± 6	0.53 ± 0.06	99 ± 1	111 ± 15
	3700	14	11.1 ± 2.5	82 ± 8	0.51 ± 0.08	90 ± 4	109 ± 12
～6 岁	16	45	17.5 ± 3.0	106 ± 7	0.72 ± 0.09	99 ± 2	102 ± 12
	3700	44	16.6 ± 3.1	105 ± 9	0.70 ± 0.09	90 ± 2	102 ± 16
～10 岁	16	50	25.2 ± 5.5	126 ± 9	0.94 ± 0.13	99 ± 1	86 ± 16
	3700	97	22.4 ± 3.7	122 ± 7	0.87 ± 0.10	91 ± 3	97 ± 15
～14 岁	16	30	42.9 ± 12.2	145 ± 23	1.36 ± 0.25	100 ± 1	82 ± 11
	3700	69	32.5 ± 6.4	140 ± 10	1.13 ± 0.15	91 ± 2	78 ± 12

统计量

$P_{年龄}$			<0.0001	<0.0001	<0.0001	0.79	<0.0001
$P_{海拔}$			0.80	0.99	0.82	<0.0001	0.29
$P_{海拔 \cdot 年龄}$			0.04	0.53	0.04	0.87	0.11

　　海拔高度相关的概率值（$P_{海拔}$）表示两地区之间在 7 个年龄段内整体水平的差异。年龄相关的概率值（$P_{年龄}$）表示两地区在 7 个年龄段内整体水平的差异。

　　海拔高度组和年龄组之间相互作用的概率值（$P_{海拔 \cdot 年龄}$）表示两地区 7 个年龄段间每个变量走向的差异。

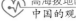
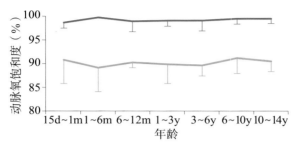

图 4-2　高原组（红色）和平原组（蓝色）从 15 天到 14 岁期间动脉氧饱和度的对比

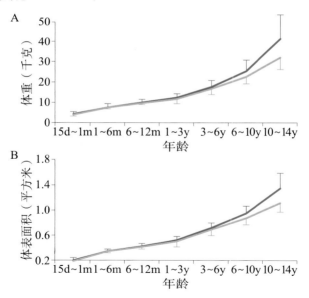

图 4-3　高原组（红色）和平原组（蓝色）从 15 天到 14 岁期间体重（A）和体表面积（B）的对比。

2.2 肺动脉压

表 4-2 是高原组和平原组间肺动脉平均压的比较。第二章中提及，最先对高原居民肺动脉高压进行研究的是 20 世纪 60 年代的秘鲁研究者。安第斯山脉的新生儿平均肺动脉压为 60mmHg，与平原地区相近。出生后，平原婴儿的肺动脉压迅速下降，明显低于高原儿童，高原儿童从出生到成人期均有轻中度的肺动脉高压。1～5 岁儿童为 45mmHg，青少年和成人为 28mmHg（平原居民为 12mmHg）[22-24]。在我们的研究结果中，平均肺动脉压的走行趋势与这相似，但程度较轻，高原组儿童从新生儿期到 6 个月时动脉平均压从 35mmHg 降到 27mmHg，之后持续稳定在 25mmHg。而平原组从婴儿期到青少年一直保持在 15mmHg（图 4-4）。

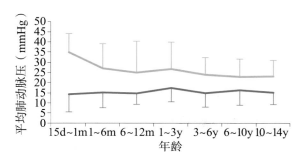

图 4-4　高原组（红色）和平原组（蓝色）从 15 天到 14 岁期间平均肺动脉压的对比

表4-2 平原地区和高原地区儿童肺动脉压的检测结果（ $\bar{x}\pm s$ ）

年龄	海拔高度（米）	PEP（ms）	AT（ms）	ET（ms）	PEP/AT	AT/ET	mPAP（mmHg）
~1个月	16	36±6	78±15	205±25	0.49±0.14	0.38±0.06	14.5±8.6
	3700	40±10	52±15	196±14	0.79±0.14	0.26±0.08	35.1±8.9
~6个月	16	37±6	82±11	226±24	0.45±0.11	0.37±0.06	15.4±7.5
	3700	50±12	80±21	213±32	0.69±0.35	0.37±0.08	27.3±11.8
~12个月	16	40±7	92±13	234±27	0.44±0.06	0.39±0.05	14.8±5.2
	3700	53±10	83±19	235±13	0.68±0.24	0.35±0.08	25.1±15.2
~3岁	16	42±8	97±15	260±27	0.44±0.10	0.37±0.06	17.7±6.9
	3700	49±11	81±19	239±29	0.65±0.26	0.34±0.07	26.8±12.9
~6岁	16	42±7	115±19	287±22	0.38±0.08	0.40±0.06	14.8±6.5
	3700	49±11	96±17	261±25	0.53±0.19	0.37±0.06	24.1±8.2

续表

年龄	海拔高度（米）	PEP（ms）	AT（ms）	ET（ms）	PEP/AT	AT/ET	mPAP（mmHg）
~10 岁	16	46 ± 9	123 ± 25	300 ± 30	0.39 ± 0.11	0.41 ± 0.07	16.6 ± 7.5
	3700	56 ± 13	104 ± 16	274 ± 25	0.56 ± 0.18	0.38 ± 0.05	23.1 ± 8.5
~14 岁	16	49 ± 10	131 ± 19	301 ± 25	0.38 ± 0.10	0.44 ± 0.06	15.3 ± 5.8
	3700	59 ± 12	116 ± 19	295 ± 25	0.52 ± 0.15	0.39 ± 0.06	23.3 ± 7.8
统计量							
$P_{年龄}$		<0.0001	<0.0001	<0.0001	0.38	<0.0001	0.09
$P_{海拔}$		<0.0001	0.0008	0.04	<0.0001	0.11	<0.0001
$P_{海拔 * 年龄}$		0.12	0.63	0.69	0.01	0.99	0.003

概率值注释见表 1.

2.3 心脏形态

表 4-3 和表 4-4 分别是两组右心和左心形态的比较。在对安第斯居民尸检心脏标本的研究中发现，肺动脉高压合并有右心室肥厚[25, 26]。平原新生儿出生后右心室肥厚迅速降低，但高原新生儿并不如此，这种状况可以持续一生[27-29]。我们的研究结果对右心和左心的形态都进行了对比（表 4-4）。出乎意料的是在右心形态学的改变上不同于以往的研究。右室肥厚并不是高原组儿童的显著特征（表 4-3）。虽然 RV_{mass} 降低较慢（图 4-5），但从 15 天到 14 岁时 RV_{mass}，RV_{mass}/LV_{mass} 和 RVAW 均与平原组无差别。取而代之的是，右心腔扩大是其显著特征（图 4-6A 和图 4-6B）。这是不同于已报道的其他高原地区居民心脏形态的特征，但在对慢性高山病患者的报道中右心腔扩大也占主要地位[24]。

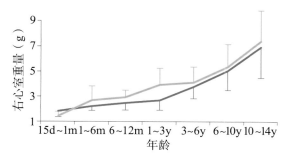

图 4-5　高原组（红色）和平原组（蓝色）从 15 天到 14 岁期间右心室重量的对比

表 4-3 平原地区和高原地区儿童右心形态变量的检测结果（x ± s）

年龄	海拔高度（米）	RA（cm）	RV（cm）	RVOT（cm）	PA（cm）	PA/AO	RVAW（cm）	RVmass（g）	RVmass/LVmass
~1个月	16	0.9 ± 0.1	0.8 ± 0.1	1.0 ± 0.1	0.9 ± 0.1	0.94 ± 0.08	0.2 ± 0.0	1.79 ± 0.43	0.28 ± 0.07
	3700	0.9 ± 0.1	0.7 ± 0.1	1.0 ± 0.1	1.0 ± 0.1	1.02 ± 0.08	0.2 ± 0.1	1.40 ± 0.40	0.25 ± 0.04
~6个月	16	1.0 ± 0.1	0.9 ± 0.1	1.2 ± 0.1	1.1 ± 0.1	0.96 ± 0.05	0.2 ± 0.0	2.20 ± 0.34	0.23 ± 0.06
	3700	1.3 ± 0.1	1.0 ± 0.2	1.7 ± 0.3	1.3 ± 0.1	1.09 ± 0.10	0.2 ± 0.1	2.70 ± 1.11	0.24 ± 0.07
~12个月	16	1.2 ± 0.1	0.9 ± 0.1	1.4 ± 0.2	1.3 ± 0.1	0.94 ± 0.08	0.2 ± 0.0	2.46 ± 0.57	0.18 ± 0.05
	3700	1.2 ± 0.2	1.1 ± 0.2	1.7 ± 0.2	1.5 ± 0.2	1.07 ± 0.06	0.2 ± 0.0	2.93 ± 0.55	0.24 ± 0.05
~3岁	16	1.3 ± 0.1	1.0 ± 0.2	1.5 ± 0.1	1.4 ± 0.1	0.99 ± 0.06	0.2 ± 0.0	2.69 ± 0.79	0.16 ± 0.04
	3700	1.4 ± 0.2	1.2 ± 0.2	1.8 ± 0.2	1.6 ± 0.2	1.08 ± 0.10	0.2 ± 0.1	3.95 ± 1.29	0.22 ± 0.05
~6岁	16	1.4 ± 0.1	1.2 ± 0.2	1.8 ± 0.2	1.7 ± 0.2	0.96 ± 0.06	0.2 ± 0.1	3.80 ± 0.97	0.16 ± 0.05
	3700	1.6 ± 0.2	1.2 ± 0.2	1.9 ± 0.2	1.8 ± 0.1	1.08 ± 0.09	0.2 ± 0.1	4.07 ± 1.27	0.17 ± 0.05

续表

年龄	海拔高度（米）	RA（cm）	RV（cm）	RVOT（cm）	PA（cm）	PA/AO	RVAW（cm）	RVmass（g）	RVmass/LVmass
~10岁	16	1.5±0.2	1.3±0.2	1.9±0.2	1.8±0.2	0.96±0.07	0.2±0.0	5.00±1.48	0.15±0.05
	3700	1.8±0.2	1.3±0.2	2.2±0.2	2.0±0.2	1.05±0.10	0.2±0.0	5.33±1.85	0.16±0.05
~14岁	16	1.7±0.3	1.5±0.2	2.2±0.3	2.1±0.2	0.93±0.06	0.3±0.0	6.91±2.46	0.14±0.04
	3700	1.9±0.2	1.5±0.2	2.4±0.2	2.2±0.2	1.01±0.12	0.3±0.1	7.36±2.48	0.16±0.04
统计量									
$P_{年龄}$		0.05	0.048	0.01	<0.0001	0.72	0.47	<0.0001	<0.0001
$P_{海拔}$		0.77	0.37	0.34	0.04	<0.0001	0.055	0.34	0.80
$P_{海拔 * 年龄}$		0.0008	0.035	<0.0001	0.05	0.18	0.06	0.005	0.10

概率值注释见表1.

表 4-4　平原地区和高原地区儿童左心形态变量的检测结果（x ± s）

年龄	海拔高度（米）	LA（cm）	LVd（cm）	LVs（cm）	AO（cm）	LVPWd（cm）	LVPWs（cm）	LVmass（g）	IVS（cm）
>1个月	16	1.0±0.1	1.8±0.3	1.0±0.2	1.0±0.1	0.3±0.0	0.5±0.1	6.83±2.41	0.26±0.05
	3700	0.9±0.1	1.8±0.1	1.1±0.1	1.0±0.1	0.2±0.1	0.5±0.1	5.78±1.71	0.25±0.05
~6个月	16	1.2±0.1	2.3±0.3	1.1±0.3	1.2±0.1	0.3±0.0	0.6±0.1	10.21±2.65	0.28±0.04
	3700	1.3±0.1	2.3±0.4	1.2±0.3	1.2±0.1	0.3±0.0	0.7±0.1	11.55±4.12	0.31±0.04
~12个月	16	1.3±0.3	2.6±0.2	1.2±0.2	1.4±0.1	0.3±0.1	0.6±0.1	14.28±3.31	0.32±0.04
	3700	1.4±0.3	2.5±0.1	1.4±0.1	1.4±0.1	0.3±0.0	0.7±0.1	12.18±0.41	0.30±0.00
~3岁	16	1.5±0.1	2.8±0.3	1.5±0.2	1.5±0.1	0.3±0.1	0.7±0.1	17.37±4.37	0.31±0.05
	3700	1.5±0.1	2.7±0.3	1.5±0.2	1.5±0.1	0.4±0.1	0.8±0.1	18.35±4.94	0.36±0.05
~6岁	16	1.8±0.1	3.3±0.3	1.8±0.4	1.7±0.1	0.4±0.1	0.7±0.2	24.48±5.25	0.35±0.05
	3700	1.7±0.2	3.1±0.3	1.8±0.2	1.7±0.2	0.4±0.1	0.8±0.1	23.90±5.87	0.38±0.07

续表

年龄	海拔高度（米）	LA（cm）	LVd（cm）	LVs（cm）	AO（cm）	LVPWd（cm）	LVPWs（cm）	LVmass（g）	IVS（cm）
~10岁	16	1.9±0.2	3.6±0.4	2.0±0.3	1.9±0.2	0.4±0.1	0.9±0.1	35.25±9.58	0.40±0.05
	3700	1.9±0.2	3.5±0.3	2.1±0.3	1.9±0.2	0.4±0.1	0.9±0.1	33.72±9.17	0.41±0.08
~14岁	16	2.2±0.3	4.1±0.5	2.2±0.4	2.3±0.2	0.5±0.1	1.0±0.2	50.69±15.95	0.45±0.08
	3700	2.1±0.2	3.9±0.3	2.1±0.3	2.2±0.2	0.5±0.1	1.0±0.1	46.53±10.39	0.47±0.07
统计量									
$P_{年龄}$		<0.0001	<0.0001	<0.0001	<0.0001	0.99	0.004	0.049	0.75
$P_{海拔}$		0.90	0.28	0.38	0.50	0.16	0.54	0.32	0.65
$P_{海拔*年龄}$		0.94	0.87	0.85	0.61	0.08	0.20	0.09	0.10

概率值注释见表1.

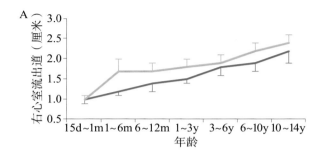

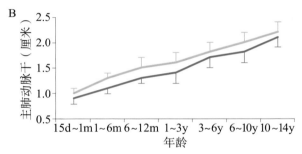

图 4-6　高原组（红色）和平原组（蓝色）从 15 天到 14 岁期间右心室流出道（A）和主肺动脉干（B）的比较

2.4 心脏功能

在我们的研究中，心脏形态的改变可能与心脏功能的改变有关。表 4-5 和表 4-6 是心脏收缩和舒张功能的对比。长期生活在高海拔地区可能导致心肌功能的改变，通常认为会累及右心及舒张功能[29-31]。Huez 等人，使用超声心动图及组织多普勒成像技术，报道了在玻利维亚的成年人身上左右心室舒张功能的改变。他们通过三尖瓣环平面偏移和三尖瓣环 S 波的减少，右室 Tei 指数的增加，E_{MV} 和 E/A_{MV} 的降低得出这一结论。左右心室的收缩功能没有变化[32]。Maignan 等人也报道了在安第斯山脉成年人身上右室 Tie 指数的增加[33]。目前缺乏有关出生和生活在高海拔地区健康儿童的数据。据我们所知，唯一针对于儿童的研究由 Huicho 等人完成，研究对象是居住在秘鲁安第斯高原廷塔亚采矿营地（海拔 4100 米）的从出生 2 个月到 19 岁的健康儿童。他们发现，左右心脏形态和功能在超声心动图的测量中与海平面的健康儿童相近[34]。然而，研究者解释说那些高原孩子并不典型。虽然他们有高原遗传血统，但是其中大部分人每年都在较低海拔地区度过几个月的夏季，而且营养状况和生活条件相对较好[35]。我们的研究发现了与以往研究结果不同的心脏功能特征，表现在海拔 3700 米地区健康儿童左右两心室的舒张和收缩功能降低。左心室功能的降低可能至少部分是因为右心室高压力负荷，并通过双心室相互作用的影响[36]。尽管右心扩张，两心室收缩和舒张功能的下降，但心输出量反而增高。

的确，在我们的研究中高海拔地区儿童的心输出量比海平面儿童的要高（图 4-7）。这又不同于先前的发现，以往研究显示高海拔地区居民的心输出量与海平面地区的相近[23, 29]。这一点似乎是可以解释的。据报道，海拔 4200 米的藏族成年人血液循环中实际上有更高的一氧化氮活性物质及其产物，这些决定血管阻力，血流和细胞呼吸等。因此，他们的全身血管阻力降低和血液流动快弥补了动脉血氧含量的降低，提高氧的供给[37]。此外，一氧化氮还通过增加腺嘌呤核苷三磷酸含量和增加线粒体数量从而起到减少氧消耗的作用[38, 39]。在我们和其他人的研究中发现耗氧量的长期减少与生长发育的减缓相一致，这也可能是对高海拔缺氧的适应机制之一[37]。这种机制可能有助于在长期慢性缺氧的人口中保持氧气运输的最优平衡。值得注意的是，我们的研究包括高海拔地区汉族和藏族生活两个不同民族的儿童。考虑到在我们的研究中汉族和藏族儿童的心脏形态功能和肺动脉压力相近，可能在西藏的成年人身上发现的一氧化氮机制也适用于汉族儿童。

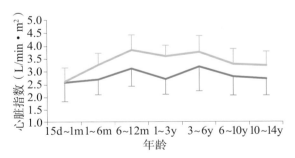

图 4-7　高原组（红色）和平原组（蓝色）从 15 天到 14 岁期间心脏指数的对比

表 4-5　平原地区和高原地区儿童右心室收缩期和
舒张期功能的检测结果（x ± s）

年龄	海拔高度（米）	RVEF（%）	ETV（cm/s）	ATV（cm/s）	E/ATV（cm/s）	RIRT（s）	EDTTV（ms）
～1 个月	16	63 ± 9	43 ± 11	53 ± 10	0.84 ± 0.23	31 ± 17	5.34 ± 2.24
	3700	60 ± 6	40 ± 8	57 ± 7	0.69 ± 0.07	29 ± 10	6.29 ± 1.53
～6 个月	16	60 ± 8	55 ± 13	53 ± 13	1.09 ± 0.33	28 ± 9	6.56 ± 1.55
	3700	50 ± 8	49 ± 6	62 ± 8	0.78 ± 0.08	46 ± 21	5.33 ± 1.40
～12 个月	16	59 ± 7	60 ± 14	52 ± 15	1.22 ± 0.30	32 ± 6	5.62 ± 1.43
	3700	53 ± 4	44 ± 9	58 ± 15	0.77 ± 0.05	40 ± 8	4.90 ± 1.77
～3 岁	16	58 ± 6	63 ± 15	41 ± 10	1.56 ± 0.37	32 ± 11	6.07 ± 2.47
	3700	50 ± 16	45 ± 7	53 ± 13	0.92 ± 0.29	51 ± 12	5.02 ± 0.90
～6 岁	16	61 ± 7	63 ± 12	40 ± 8	1.58 ± 0.29	37 ± 11	5.05 ± 1.28
	3700	56 ± 7	54 ± 12	48 ± 11	1.18 ± 0.38	53 ± 16	5.11 ± 1.24
～10 岁	16	61 ± 7	59 ± 11	34 ± 8	1.80 ± 0.47	43 ± 15	4.24 ± 1.32
	3700	55 ± 6	59 ± 11	43 ± 11	1.46 ± 0.47	55 ± 16	5.25 ± 1.25
～14 岁	16	62 ± 8	57 ± 11	31 ± 8	1.90 ± 0.36	44 ± 15	3.87 ± 0.93
	3700	54 ± 9	58 ± 13	37 ± 10	1.65 ± 0.47	51 ± 15	4.92 ± 1.17
统计量							
$P_{年龄}$		0.20	<0.0001*	<0.0001	<0.0001	0.007	<0.0001
$P_{海拔}$		P<0.0001	<0.0001	0.04	0.002	0.07	0.058
$P_{海拔 * 年龄}$		0.30	<0.0001	0.83	0.72	0.36	0.002

概率值注释见表 1.

表4-6 高原地区儿童左心室收缩和舒张功能变量和心脏指数的检测结果（x±s）

年龄	海拔高度（米）	LVEF（%）	LVFS（%）	mVCF（circ/s）	EMV（cm/s）	AMV（cm/s）	E/AMV（cm/s）	LIRT（ms）	EDTMV（ms）	CI（L/min·m²）
~1个月	16	69±6	46±6	2.28±0.31	61±23	54±15	1.13±0.25	37±7	8.65±4.55	2.58±0.54
	3700	65±5	39±5	2.03±0.29	52±11	44±9	1.21±0.20	37±6	7.02±2.93	2.60±0.75
~6个月	16	59±8	46±5	2.13±0.35	88±14	65±17	1.42±0.33	36±5	9.36±3.62	2.68±0.46
	3700	60±8	46±9	1.93±0.33	78±23	62±10	1.27±0.31	47±16	7.32±1.61	3.24±0.60
~12个月	16	60±5	48±5	2.04±0.28	90±17	63±16	1.45±0.29	40±7	9.25±3.30	3.13±0.58
	3700	63±2	45±5	1.83±0.22	89±19	70±19	1.30±0.12	47±8	10.26±5.67	3.83±0.70
~3岁	16	58±5	47±5	1.97±0.28	90±17	58±11	1.59±0.39	42±6	8.05±2.05	2.71±0.43
	3700	59±5	45±4	1.76±0.25	88±14	56±15	1.67±0.54	47±11	8.29±2.35	3.57±0.60
~6岁	16	61±6	47±7	1.85±0.38	92±11	50±11	1.92±0.43	44±8	7.16±1.28	3.17±0.63
	3700	60±6	42±5	1.68±0.26	87±12	51±12	1.80±0.57	49±14	7.53±2.42	3.74±0.95

续表

年龄	海拔高度（米）	LVEF（%）	LVFS（%）	mVCF（circ/s）	EMV（cm/s）	AMV（cm/s）	E/AMV（cm/s）	LIRT（ms）	EDTMV（ms）	CI（L/min·m²）
~10岁	16	63±5	46±6	1.72±0.30	89±17	42±11	2.23±0.66	45±8	6.24±1.90	2.80±0.59
	3700	56±7	41±6	1.53±0.30	87±13	48±11	1.91±0.43	56±13	6.96±1.89	3.27±0.74
~14岁	16	64±5	47±7	1.64±0.30	85±14	41±11	2.18±0.60	46±7	5.92±1.82	2.70±0.55
	3700	59±5	44±6	1.50±0.32	88±12	43±11	2.13±0.47	53±9	6.14±1.08	3.26±0.65
统计量										
$P_{年龄}$		0.04*	0.69	<0.0001	age<0.0001** age2<0.0001	age<0.04** age2<0.0001	age<0.0001	0.04	age<0.04 age2<0.0001	age<0.0001** age2<0.0001
$P_{海拔}$		0.10	0.003	0.003	<0.0001	0.004	0.74	0.60	0.03	<0.0001
$P_{海拔*年龄}$		0.97	0.49	0.60	<0.0001	<0.0001	0.18	0.04	0.01	0.58

概率值注释见表1.

3. 高原地区藏汉儿童的比较

我们对汉藏之间心肺功能的研究结果显示两者并无差别，支持了 Weitz 等人的结论[1, 8]。有趣的是，藏族人和安第斯居民之间对缺氧的代偿机制确实存在差别[40-42]，但并未从藏族人和汉族人（第二代）之间发现这种差别。这也是我们将来的研究方向。成年后移居到高原的汉族人和出生并生活在高原的汉族人之间的差异已经被明确的报道过。考虑到如今在高原地区的第二代汉族人已步入 30 到 40 岁，我们可以把研究扩展到成人。Weitz 等研究表明在青少年时期汉族人和藏族人对缺氧的适应过程有了不同的走行趋势。此外，还需研究是否存在与缺氧代偿有关特异性表达的基因组[43, 44, 45]。高原藏汉之间的这种相似性是否是因为两者均在遗传学上发生率相似的改变。最后还可以从表观遗传学角度进行分析，出生并生活在高原的汉族人可能选择性的表达了某些基因。

四、总结

在中国海拔 3700 米地区出生并生活的儿童与海平面地区的孩子相比，肺动脉压力更高，右心扩张和右心室肥厚。左心的形态没有明显不同。两心室的收缩和舒张功能降低但心输出量更高。汉族和藏族儿童的心肺功能间并没有显著差异。这些值可以作为对健康儿童和患有心肺疾病儿童进行治疗的参考。进一步的研究可以将研究的年龄范围延长到成年期，探究在适应高海拔缺氧过程中藏族人与汉族人之间潜在的差异。

五、参考文献

1. Weitz CA, Garruto RM, Chin CT, *et al*. Growth of Qinghai Tibetans living at three different high altitudes[J]. Am J Phys Anthropol, 2000, 111(1): 69–88.

2. Rock J. c. Rome: Instituto Italiano per il. Medio ed Estreme Oriente, 1956.

3. Ekvall RB. Cultural relations on the Kansu-Tibetan border[M]. Chicago: University of Chicago Press, 1939.

4. Huc E, Gabet J. Travels in Tartary, Thibet and China, Translated from the 1856 French edition by William Hazlitt[M]. New York: Harper and Brothers, 1928, 1844–1846.

5. Bowles TG. Racial origins of the peoples of the central Chinese-Tibetan border. Ph. D. Thesis, Harvard University, 1935.

6. Rockhill WW. The land of the lamas. Notes of a journey through China, Mongolia and Tibet[M]. New York: Century, 1891.

7. Rowell G. Mountains of the middle kingdom[M]. San Francisco: Sierra Club Books, 1983.

8. Weitz CA, Garruto RM. Growth of Han migrants at high altitude in

central Asia[J]. Am J Hum Biol, 2004, 16(4): 405–419.

9. Weitz CA, Garruto RM, Chin CT, Liu JC. Morphological growth and thorax dimensions among Tibetan compared to Han children, adolescents and young adults born and raised at high altitude[J]. Ann Hum Biol, 2004, 31(3): 292–310.

10. Garruto RM, Chin CT, Weitz CA, *et al*. Hematological differences during growth among Tibetans and Han Chinese born and raised at high altitude in Qinghai, China[J]. Am J Phys Anthropol, 2003, 122(2): 171–183.

11. Weitz CA. Lung function of Han Chinese born and raised near sea level and at high altitude in Western China[J]. Am J Hum Biol, 2002, 14(4): 494–510.

12. Weitz CA, Liu JC, He X, Chin CT, Garruto RM. Responses of Han migrants compared to Tibetans at high altitude[J]. Am J Hum Biol, 2013, 25(2): 169–178.

13. Chen QH, Ge RL, Wang XZ, *et al*. Exercise performance of Tibetan and Han adolescents at altitudes of 3, 417 and 4, 300 m[J]. J Appl Physiol, 1997, 83: 661–667.

14. Droma T, McCullough RG, McCullough RE *et al*. Increased vital and total lung capacities in Tibetan compared to Han residents of Lhasa (3, 658 m)[J]. Am J Phys Anthropol, 1991, 86: 341–351.

15. Ge RL, He GW, Chen QH. Comparisons of oxygen transport between Tibetan and Han residents at moderate altitude[J]. Wilderness

Environ Med, 1995, 6: 391-400.

16. Wu T, Kayser B. High altitude adaptation in Tibetans[J]. High Alt Med Biol, 2006, 7: 193-208.

17. Wu T, Wang X, Wei C, *et al*. Hemoglobin levels in Qinghai-Tibet: different effects of gender for Tibetans vs. Han[J]. J Appl Physiol, 2005, 98: 598-604.

18. Zhuang J, Droma T, Sutton JR, *et al*. Smaller alveolar-arterial O_2 gradients in Tibetan than Han residents of Lhasa(3658 m)[J]. Respir Physiol, 1996, 103: 75-82.

19. Bianba, Berntsen S, Andersen LB, *et al*. Exercise capacity and selected physiological factors by ancestry and residential altitude: cross-sectional studies of 9-10-year-old children in Tibet[J]. High Alt Med Biol, 2014, 15(2): 162-169.

20. Yangzong, Berntsen S, Bjertness E, *et al*. Lung function among 9-to 10-year-old Tibetan and Han Chinese schoolchildren living at different altitudes in Tibet[J]. High Alt Med Biol, 2013, 14(1): 31-36.

21. Groves BM, Droma T, Sutton JR, *et al*. Minimal hypoxic pulmonary hypertension in normal Tibetans at 3, 658 m[J]. J Appl Physiol, 1993, 74(1): 312-318.

22. Penaloza D, Sime F, Banchero N, Gamboa R. Pulmonary hypertension in healthy man born and living at high altitude: fifth Aspen Lung Conference: normal and abnormal pulmonary circulation[J]. Med

Thorac, 1962, 19: 449-460.

23. Sime F, Banchero N, Penaloza D, *et al*. Pulmonary hypertension in children born and living at high altitudes[J]. Am J Cardiol, 1963, 11: 143-149.

24. Penaloza D, Sime F, Banchero N, *et al*. Pulmonary hypertension in healthy men born and living at high altitudes[J]. Am J Cardiol, 1963, 11: 150-157.

25. Penaloza D, Gamboa R, Dyer J, *et al*. The influence of high altitudes on the electrical activity of the heart. I. Electrocardiographic and vectorcardiographic observations in the newborn, infants, and children[J]. Am Heart J, 1960, 59: 111-128.

26. Penaloza D, Gamboa R, Marticorena E, *et al*. The influence of high altitudes on the electrical activity of the heart. Electrocardiographic and vactorcardiographic observations in adolescence and adulthood[J]. Am Heart J, 1961, 61: 101-115.

27. Arias-Stella J, Recavarren S. Right ventricular hypertrophy in native children living at high altitude[J]. Am J Pathol, 1962, 41: 55-64.

28. Recavarren S, Arias-Stella J. Right ventricular hypertrophy in people born and living at high altitudes[J]. Br Heart J, 1964, 26: 806-812.

29. Maignan M, Rivera-Ch M, Privat C, *et al*. Pulmonary pressure and cardiac function in chronic mountain sickness patients[J]. Chest, 2009, 135(2): 499-504.

30. Penaloza D, Arias-Stella J. The heart and pulmonary circulation at high altitudes: healthy highlanders and chronic mountain sickness[J].

Circulation, 2007, 115(9): 1132-1146.

31. Ge RL, Ma RY, Bao HH, et al. Changes of cardiac structure and function in pediatric patients with high altitude pulmonary hypertension in Tibet[J]. High Alt Med Biol, 2009, 10(3): 247-252.

32. Huez S, Faoro V, Guenard H, et al. Echocardiographic and tissue Doppler imaging of cardiac adaptation to high altitude in native highlanders versus acclimatized lowlanders[J]. Am J Cardiol, 2009, 103(11): 1605-1609.

33. Maignan M, Rivera-Ch M, Privat C, et al. Pulmonary pressure and cardiac function in chronic mountain sickness patients[J]. Chest, 2009, 135(2): 499-504.

34. Huicho L, Muro M, Pacheco A, et al. Cross-sectional study of echocardiographic characteristics in healthy children living at high altitude[J]. Am J Hum Biol, 2005, 17(6): 704-717.

35. Pawson IG, Huicho L, Muro M, Pacheco A. Growth of children in two economically diverse Peruvian high-altitude communities[J]. Am J Hum Biol, 2001, 13(3): 323-340.

36. Friedberg MK, Cho MY, Li J. Adverse biventricular remodeling in isolated right ventricular hypertension is mediated by increased TGF-beta1 signaling and is abrogated by angiotensin receptor blockade[J]. Am J Respir Cell Mol Biol, 2013, 49(6): 1019-1028.

37. Erzurum SC, Ghosh S, Janocha AJ, et al. Higher blood flow and circulating NO products offset high-altitude hypoxia among Tibetans[J].

Proc Natl Acad Sci U S A, 2007, 104(45): 17593−17598.

38. Clementi E, Nisoli E. Nitric oxide and mitochondrial biogenesis: a key to long-term regulation of cellular metabolism[J]. Comp BiochemPhysiol A MolIntegr Physiol, 2005, 142(2): 102−110.

39. Larsen FJ, Weitzberg E, Lundberg JO, Ekblom B. Effects of dietary nitrate on oxygen cost during exercise[J]. Acta Physiol, 2007, 191(1): 59−66.

40. Beall CM. Two routes to functional adaptation: Tibetan and Andean high-altitude natives[J]. Proc Natl Acad Sci USA, 2007, 104: 8655−8660.

41. Brutsaert TD. Do high-altitude natives have enhanced exercise performance at altitude? [J] Appl Physiol Nutr Metab, 2008, 33: 582−592.

42. Moore LG, Armaza F, Villena M, Vargas E. Comparative aspects of high-altitude adaptation in human populations[J]. AdvExp Med Biol, 2000, 475: 45−62.

43. Bigham A, Bauchet M, Pinto D. Identifying signatures of natural selection in Tibetan and Andean populations using dense genome scan data[J]. PloS Genet, 2010, 6: e1001116.

44. Mac Innis MJ, Rupert JL. 'Ome on the range: altitude adaptation, positive selection, and Himalayan genomics[J]. High Alt Med Biol, 2011, 12: 133−139.

45. Simonson TS, Mc Clain DA, Jorde LB, Prchal JT. Genetic determinants of Tibetan high-altitude adaptation[J]. Hum Genet, 2012, 131: 574−533.

致谢辞

我们在此向青海省妇女儿童医院的超声科和心内科医生们致以诚挚的感谢，他们对高原儿童发育的初步研究做出了巨大贡献。高原的缺氧环境对居住并工作在此地的居民是很大的挑战，尤其是高原医生。因为医生短缺，医疗资源有限，使得临床工作负担很重，更不要说进行科学研究。这就使得我们的这项研究尤其艰难且意义重大。对这项研究做出贡献的医生有马如燕，李淑萍，买抒，陈宏，葛梅，王美英和刘海宁等。

我们也对青海省妇女儿童医院的张慧玲前院长、祁淑英前副院长、王昆院长，以及首都儿科研究所的刘仲勋书记、罗毅所长和张霆副所长深致谢忱。他们建立了友好持久的合作关系，这在世界的任何科学领域都是不容易做到的。现在这些努力都得到了回报，许多科研项目正在开展进行中。我们希望，这些将有助于了解青海儿童缺氧的代偿情况，促进高原医学的发展。

我们也感谢我们的优秀学生韩丁对书中图表的精心制作，以及李晶晶的文字校对和排版。